Tossicologia!
Perché ciò che non conosci ti può uccidere

Misteri risolti grazie all'intervento del

laboratorio

Alan H.B. Wu, Ph.D.

Tossicologia! Perché quello che non conosci ti può uccidere contiene personaggi, fatti e luoghi che sono di pura finzione. Ogni riferimento a persone esistenti o a fatti realmente accaduti è puramente casuale. Tuttavia, gli elementi scientifici descritti in queste storie sono reali.

Copyright © 2014 by Arborwood Glen, LLC

ISBN- 978-0-9973686-4-2

eBook ISBN: 978-0-9973686-5-9

Riconoscimento

La traduzione di questo terzo volume è opera di Mariela Marinova, che già aveva lavorato con me nel caso del primo volume, ma che ora ha dato miglior prova di sé per la sua grande competenza nell'ambito della tossicologia clinica.

Desidero ringraziare anche alcuni colleghi ed amici, da Rossella Perilli a Laura Brugnolo, Martina Zaninotto e Maria Laura Chiozza, che hanno cortesemente aderito alla richiesta di rileggere i vari capitoli per evitare una traduzione troppo "scientifica" e permettere anche ai "non addetti ai lavori" di apprezzarne a pieno i contenuti.

Indice dei contenuti

Mistero Risolto - un mistero viene risolto grazie all'intervento del laboratorio

Abbracci e non droghe - il costo dello sballo

Crimine, Punizione, e disastri - ciò che la gente fa agli altri

Integratori di origine vegetale – tu sei quello che mangi, ma sai veramente cosa stai mangiando?

Prefazione all'Edizione italiana

Con questo volume *"Tossicologia! Perché ciò che non conosci ti può uccidere"* si conclude la traduzione in italiano della "Trilogia" dei testi di Alan HB Wu. Come i gamberi, andando a ritroso rispetto alla reale cronologia della loro pubblicazione, ci siamo dedicati inizialmente a rendere disponibile al lettore la traduzione in italiano dell'*"L'assassino occulto: quando qualcosa va male nell'esame di laboratorio"*, ossia del volume che l'amico Alan mi ha inviato per primo, e che subito mi ha colpito per l'attualità del tema, per la freschezza dei casi descritti, e per il messaggio che chiaramente traspariva dalla sua lettura. La conoscenza delle altre due opere, ed il successo ricevuto dalla traduzione della prima, mi hanno indotto a continuare, ricercando aiuto da parte di Colleghi esperti nei settori della microbiologia e tossicologia clinica. Anche nel secondo libro tradotto *"Microbiologia: perché ciò che non conosci potrebbe ucciderti"*, ed in quest'ultimo, infatti, il messaggio è lo stesso ed è molto chiaro. L'esame di laboratorio ha un'importanza sempre maggiore ed è ormai pervasivo nella vita di ognuno di noi: dal momento della gravidanza per identificare possibili malattie genetiche, agli esami post-mortem per chiarire le cause di un decesso. Nel mezzo dei due estremi, l'esame di laboratorio è utile per identificare fattori di rischio, prevenire patologie prima che sia presente sintomatologia clinica, diagnosticare precocemente le malattie, guidare la scelta terapeutica, monitorare la risposta alle terapie e l'andamento delle varie patologie. E, tuttavia, nessuno prima di Alan Wu aveva saputo rendere così chiara al pubblico "laico" e non-specialista la necessità di assicurare qualità in tutte le fasi dell'analisi di laboratorio, come invece traspare nei casi descritti dall'autore. Errori di richiesta o di errata identificazione di campioni, scambi di identità clamorosi e di difficile identificazione come in un reparto molto affollato di neonatologia, errori di interpretazione dovuti ad inesperienza o frettolosità, ed ancora problemi metodologici che intervengono nella fase analitica si traducono in errori diagnostici e terapeutici gravi e spesso mortali. I casi che Alan Wu ha raccolto sono veramente una sinossi non solo per chi opera nel laboratorio clinico, ma per tutti coloro che prima o poi ne vengono a contatto. Una lettura che dovrebbe essere suggerita anche a quegli amministratori e politici che ritengono che quest'attività corrisponda semplicemente a "premere un bottone ed ottenere un numero". In tutti i casi descritti nei libri di Alan Wu, non traspare solamente la sua grande competenza scientifica, ma la compassione con la quale si inserisce nei vissuti di pazienti o persone che entrano a far parte della narrazione, e la sua grande capacità di entrare in rapporto con clinici, avvocati, e magistrati per contribuire alla soluzione dei vari problemi che incontra e nei quali viene coinvolto. Competenza tecnica, capacità di collaborazione e di ascolto per comprendere punti di vista e di osservazione diversi, sono le doti che Alan fa trasparire nella narrazione e che vengono utilizzati con l'obiettivo di dare risposta a quesiti complessi, non solo clinici ma spesso medico-legali o addirittura legati ad indagini giudiziarie. Anche se, come ribadisce Alan Wu nella prefazione, i protagonisti del laboratorio clinico non godono delle "luci della ribalta", il loro (nostro) lavoro è sempre più indispensabile per la qualità e la sicurezza dei pazienti nella medicina moderna, e per risolvere molti casi umani dai contorni oscuri. Oggi, la proposta della stewardship diagnostica, che si aggiunge alla più consolidata stewardship antimicrobica e microbiologica, raccoglie il lavoro che da anni portiamo avanti per riaffermare che l'esame di laboratorio si basa su "il test giusto, per il paziente giusto, al tempo giusto, con il risultato giusto, e con la giusta interpretazione ed utilizzazione". Nei casi narrati in questo libro e nei due volumi precedenti, vi è la traduzione pratica di questi concetti teorici, in modo che teoria e prassi –come ci ha insegnato qualcuno anni addietro- si fondano in modo esemplare.

La traduzione di questo terzo volume è opera di Mariela Marinova, che già aveva lavorato con me nel caso del primo volume, ma che ora ha dato miglior prova di sé per la sua grande competenza nell'ambito della tossicologia clinica.

Desidero ringraziare anche alcuni colleghi ed amici, da Rossella Perilli a Laura Brugnolo, Martina Zaninotto e Maria Laura Chiozza, che hanno cortesemente aderito alla richiesta di rileggere i vari capitoli per evitare una traduzione troppo "scientifica" e permettere anche ai "non addetti ai lavori" di apprezzarne a pieno i contenuti.

Come sempre, l'augurio è di buona lettura.

Mario Plebani
Padova, Settembre 2017

Prologo

****

Tutti noi vorremmo avere più potere. Per tornare indietro nel tempo, per riscrivere la storia, per prendere decisioni migliori, ma la cosa più importante sarebbe quella per salvare una vita. Tuttavia, il sogno di essere un eroe per qualcuno, o addirittura di salvare se stesso da una morte certa o da una disgrazia, è una situazione che nessuna persona può realmente prendere in considerazione. Senza i super poteri o la percezione extrasensoriale, può sembrare che siamo soli a combattere un destino incerto. Ma cosa succede se ti dicono che c'è di più? C'è la possibilità di cambiare il tuo destino, di giocare più carte e tenere tra le mani non solo la tua vita, ma anche quella di coloro che ami. Non possiamo tornare indietro nel tempo, ma possiamo puntare a dei cambiamenti in futuro che possono alterare per sempre la nostra coesistenza. Gli esami tossicologici e clinici di laboratorio potrebbero essere uno di questi ingressi.

La tossicologia clinica è una branca della medicina che tratta gli avvelenamenti e i veleni. Questi medici hanno la responsabilità di rendere di nuovo sani i pazienti che sono stati avvelenati. La maggior parte della tossicologia clinica comprende l'analisi del sangue, delle urine e di altri liquidi del corpo per determinare quali sostanze possono essere tossiche e la loro quantità per diventare tali. Per trent'anni ho lavorato come professore di medicina di laboratorio e direttore di un laboratorio di tossicologia. Gli obbiettivi delle attività investigative erano trovare la miglior cura terapeutica dei pazienti oppure scoprire se il veleno era la causa della morte.

Una parte del mio lavoro di direttore è stata anche quella di difendere i risultati del laboratorio nei processi penali e civili. Ciò comporta la revisione dei dati e dei fascicoli medici, nonché le prove e le testimonianze in tribunale. Spesso gli avvocati hanno bisogno della mia esperienza per interpretare i risultati degli esami. Questo libro è un insieme di storie basate sul mio coinvolgimento in processi degli ultimi trent'anni. I personaggi raffigurati nelle storie sono inventati. Qualsiasi somiglianza a persone reali vive o morte è puramente casuale e non intenzionale. L'informazione scientifica ed i procedimenti legali presentati, però, sono accurati e basati su casi reali.

Il momento di *Quiete* di Max

****

Max non era un uomo particolarmente affettuoso e amorevole, ma aveva molto a cuore la sua famiglia; non beveva molto e tutte le notti tornava a casa da sua moglie. Sebbene fosse quasi sempre presente alle partite di calcio e alle gare di nuoto delle tre figlie, controllava spesso l'ora ed era sempre in ansia per non fare tardi. Quando compì settant'anni, sua moglie morì e le due figlie andarono a vivere lontano da casa. Solamente Gail, la più giovane, rimase in città e, di tanto in tanto tornava a casa per fargli visita.

Gail era una ragazza timida e riservata, ed aveva un lavoro stabile come assistente legale. In passato aveva avuto alcuni fidanzati, ma il rapporto non si era poi consolidato. Non essendo sposata, era molto affezionata al padre e quando la salute di quest'ultimo iniziò a peggiorare, cominciò ad occuparsi di lui. Quando Max cadde a terra e si ruppe l'anca, fu Gail a darsi da fare affinchè potesse usufruire dell' assistenza domiciliare e, qualche anno più tardi, a ricoverarlo presso una casa di riposo, dato che aveva iniziato a perdere la memoria. La casa di riposo Shady Elm, con il suo slogan *"Pace e tranquillità per tutti gli ospiti nei loro anni d'oro"*, sembrò a Gail il posto perfetto per Max. Per la ragazza fu una decisione veramente difficile, soprattutto per il fatto che dovette fare tutto da sola: le sorelle erano troppo impegnate con le loro rispettive vite e le inviarono solo un po' di denaro, ma non le assicurarono un appropriato supporto emotivo, cosa di cui Gail avrebbe avuto realmente bisogno.

Dopo due anni nella casa di riposo, la salute di Max, ormai vicino agli ottant'anni, si deteriorò rapidamente. Era un uomo robusto con un grande appetito, ma cominciò a dimagrire soprattutto a causa della bassa qualità del cibo, ed inoltre Gail si accorse che il padre stava perdendo la voglia di vivere. La sua mente iniziava a dare segni di sofferenza, e passava da brevi momenti di rabbia e indignazione a lunghi periodi di depressione profonda. Il personale dello Shady Elm cominciò a non sopportarlo più ed iniziarono a somministrargli quotidianamente Quetiapina, un farmaco utilizzato nel trattamento della schizofrenia e del disturbo bipolare. Max non aveva mai sofferto di nessuna di queste patologie, tuttavia la terapia sembrò aiutarlo a superare alcuni momenti più difficili. Nella cartella clinica le assistenti registravano quotidianamente tutte le note infermieristiche riguardanti la somministrazione del medicinale e come rispondeva il paziente. Quando Gail incontrò suo padre, nel giorno che sarebbe poi risultato essere il suo ultimo sabato di vita, notò in lui un cambiamento significativo: tremava in modo incontrollabile ed aveva la febbre alta. Supplicò l'infermiera di chiamare i medici, ma la caposala disse che erano i segni di un'influenza che girava per il reparto e che per quella notte non avrebbero potuto fare niente di più. Ma il lunedì mattina Max morì. I medici del Shady Elm stabilirono che la morte era dovuta alla "vecchiaia" e negarono alla figlia la richiesta di effettuare l'autopsia.

Imperterrita, lei fece in modo che il corpo fosse inviato per un'autopsia privata. Il referto autoptico evidenziò una moderata aterosclerosi, ma senza occlusioni acute, lieve atrofia muscolare e un'artrite avanzata: in altre parole, Max aveva il cuore e le articolazioni di un uomo anziano, ma non era stata l'età avanzata la causa della sua morte. L'anatomopatologo prescrisse degli esami tossicologici sul sangue post-mortem. I risultati evidenziarono livelli di Quetiapina più elevati rispetto a quelli attesi, tuttavia il medico non fu in grado di concludere che fosse questa la causa della morte.

Gail, che era un'insaziabile lettrice e navigatrice in internet, passò alcuni mesi informandosi sulla Quetiapina e sui suoi effetti collaterali. Le sorelle cercarono di fermare queste ricerche e la spronarono a dedicarsi alla sua vita, ma il loro atteggiamento la rese ancora più determinata. Gail era convinta che ci fosse stato un reato, solo che non sapeva come provarlo. Ma non era interessata ad intentare un'azione legale, voleva solo scoprire la verità sulla morte del padre.

Gail si ricordò che una volta il suo capo, nello studio legale, mi conferì l'incarico di consulente in una causa per un decesso causato da omissione di soccorso. Pochi mesi dopo il funerale di Max, Gail andò nel suo ufficio, trovò il mio biglietto da visita, e mi chiamò. Mi disse che suo padre era morto nella casa di riposo e che sospettava che il decesso non fosse avvenuto per cause naturali.

"Ho il registro dei farmaci della casa di riposo e il referto dell'autopsia," mi disse. "Mi farebbe il piacere di esaminarli e vedere se è d'accordo con le conclusioni dell'anatomopatologo? Mio padre era un uomo irascibile e penso che le infermiere volessero solo tenerlo calmo. A tal proposito, le note di assistenza infermieristica dell'ultimo fine settimana sono misteriosamente sparite."

"Nessuno, si ritira da una sfida," risposi, "Mandami il referto autoptico, ma non ti prometto di riuscire a trovare qualcosa di diverso dalle conclusioni del tuo anatomopatologo." Quando ricevetti i documenti da Gail, andai subito a leggere le conclusioni finali dell'esame tossicologico.

Il livello ematico di Quetiapina nel sangue post-mortem era pari a 952 microgrammi/ml, una concentrazione molto elevata; il range terapeutico per le persone in terapia è compreso tra 100 e 500 mcg/ml. La Dott.ssa Lisa Beaumont, una mia ex studentessa, era l'anatomopatologa che aveva firmato il caso come "morte per cause naturali". Lisa era bellissima e tutti i suoi colleghi si erano innamorati di lei negli anni della specializzazione. Però era un po' particolare, perché mentre gli altri studenti volevano esaminare solo le biopsie, lei chiedeva di eseguire le autopsie, così da poter sezionare personalmente i corpi per fare pratica ed esperienza.

Chiamai subito Lisa e le chiesi: "Perché non è stato considerato nel modo dovuto l'elevato livello di Quetiapina in questo caso di morte?"

Mi rispose: "Sei stato tu a farmi pensare al fenomeno della ridistribuzione post-mortem." Dopo la morte, infatti, i livelli dei farmaci nel sangue possono aumentare anche significativamente a causa delle perdite nei tessuti vicini: il grado di infiltrazione dipende dalle condizioni del corpo e dall'intervallo di tempo che intercorre tra morte e autopsia. Lisa continuò: "Dopo aver discusso di questo caso con il nostro tossicologo forense, nella compilazione del referto è stato preso in considerazione il fenomeno della ridistribuzione per spiegare la concentrazione di Quetiapina superiore a quella terapeutica. Ho cercato di essere molto prudente, e tu puoi ben capire il perché dato che in una società ad elevata litigiosità per errori medici."

Di solito avrei accettato questa spiegazione; in questo caso, però, c'era qualcosa che non mi quadrava: forse era la scomparsa delle note di assistenza infermieristica di quel fine settimana, o il dolore che avevo sentito nella voce di Gail. Così decisi di continuare ad indagare.

Su mio consiglio, un avvocato dell'ufficio di Gail presentò una **citazione** all'ufficio anatomopatologico, richiedendo tutta la **documentazione tossicologica** riguardante il caso. Essa contiene i dati originali e le stampe prodotte dalla strumentazione utilizzata per esaminare il sangue di Max. Il referto finale fu preparato in base alle elaborazioni fatte su questi documenti. Quando ricevetti i dati, notai che il laboratorio di Lisa aveva utilizzato un gascromatografo **abbinato a uno spettrometro di massa**, strumentazione analitica all'avanguardia per la tossicologia forense. Non riuscii a rilevare alcun errore né nell'esecuzione del test né nell'elaborazione dei risultati. Ero sollevato che le conclusioni dei miei ex-studenti fossero così solide e giustificabili, ma allo stesso tempo mi dispiaceva per Gail. Ero sul punto di rinunciare quando notai accidentalmente, nell'ultimo foglio del referto, che nel sangue di Max era stata trovata anche della Proclorperazina. Lisa aveva ignorato questo dettaglio perché, di solito, i laboratori di tossicologia non dosano questo farmaco, dato che non presenta effetti tossici. C'era un piccolo picco nella stampa del grafico ottenuto dall'analisi che indicava la presenza del farmaco, ma non era stata calcolata la sua concentrazione. Mi chiesi se questo dato avrebbe potuto aiutarmi a dimostrare che la **ridistribuzione di Quetiapina** non giustificava la sua concentrazione, e che, invece, Max fosse effettivamente morto per un'overdose da farmaco.

5

Chiamai subito Gail per sapere quali farmaci venivano somministrati a suo padre: gli erano stati somministrati sia Quetiapina che Proclorperazina. La documentazione della farmacia della Shady Elm mostrò che negli ultimi dodici mesi era stato prescritto un dosaggio standard di entrambi i farmaci. Quindi telefonai alla mia ex studentessa per chiederle se ci fossero residuati dei campioni di sangue raccolti nel corso dell'autopsia di Max. Le procedure operative del laboratorio di patologia prevedevano la conservazione dei campioni soltanto per sei mesi, salvo particolari disposizioni, e l'autopsia di Max era avvenuta otto mesi prima.

"Saremmo pieni zeppi di provette fino ai nostri bulbi oculari, se conservassimo i campioni per più di questo tempo" esclamò Lisa. Nel suo pazzo mondo di indagini sulla morte, capii che intendeva dire che sarebbero stati pieni fino al collo di materiale biologico. Chiesi allora un favore a Lisa: rielaborare ulteriormente i dati raccolti.

"Non so come questo potrà aiutarti" disse "ma lo farò fare ai tecnici." La settimana successiva, ciò che avevo richiesto arrivò al mio fax. Con ansia controllai le righe ancor prima che la stampa fosse completata. Nell'ultima pagina trovai quello che cercavo. C'era anche un inciso a mano da parte di Lisa. "Mi devi un drink per questo." Ricordandomi che Lisa era una bellissima ragazza, sarebbe stato difficile dirle di no.

Telefonai a Gail e le dissi: "Chiama il tuo avvocato; stiamo andando a citare in giudizio il Shady Elm."

Dopo mesi di discussioni, fu finalmente fissata un'udienza sulla causa *"discendenti di Max Lewis contro la casa di riposo Shady Elm"*. Erano presenti Gail con il suo avvocato, il difensore del Shady Elm, George Stencil, uno stenografo ed io, unico testimone. Dopo le domande preliminari circa la mia qualifica, Stencil andò direttamente al nocciolo della questione.

"Dottore, anche il vostro anatomopatologo ha certificato la causa di morte come 'naturale'. Lei non era neanche presente all'autopsia, è corretto?" Annuii, ma Stencil mi disse che la risposta doveva essere messa a verbale. Fui costretto a dire sì. Con sicurezza, Stencil proseguì: "Come può quindi affermare che la causa della morte fu la tossicità della Quetiapina?"

"Gli anatomopatologi hanno riscontrato un livello tossico di questo farmaco, ma non diedero importanza alla sua eccessiva concentrazione a causa della ridistribuzione post mortem" e continuai: "Comunque, ho alcuni nuovi dati che smentiscono questa valutazione."

"Ma le mie fonti hanno detto che al laboratorio di tossicologia non hanno più campioni per eseguire ulteriori test. Come può quindi avere un qualsiasi dato nuovo?" ribatté Stencil con voce energica e sicura.

Diedi questa spiegazione: "Dal registro dei farmaci del Shady Elm, si evince che al defunto sia stato dato un dosaggio quotidiano di Quetiapina, così come di Proclorperazina. Dopo la morte, tuttavia, il laboratorio ha trovato elevato solo il valore di Quetiapina. Se la ridistribuzione post mortem avesse avuto luogo, entrambi i farmaci avrebbero dovuto avere concentrazioni elevate."

"Ma il laboratorio non aveva il livello di Proclorperazina, pertanto come può arrivare a questa conclusione?" domandò Stencil.

Risposi: "Otto mesi dopo l'autopsia, ho avuto a disposizione nel mio laboratorio lo stesso strumento utilizzato per l'analisi del sangue di Max e l'ho calibrato utilizzando degli standard di Proclorperazina preparati ex novo. Questo ci ha permesso di ottenere una stima della concentrazione del farmaco nel sangue."

" Quando fu fatta l'autopsia di Max, il laboratorio non aveva uno strumento calibrato per determinare il livello di Proclorperazina. Come può concludere ora che tale valore sia accurato?" domandò Stencil.

Risposi: "La strumentazione utilizzata allora è la stessa di oggi. Il tempo di ritenzione dimostra che la procedura degli esami tossicologici è uguale. Il 'tempo di ritenzione cromatografico' è una caratteristica ben specifica di ogni sostanza, ed è definito come l'intervallo di tempo che intercorre da quando il campione viene iniettato nello strumento a quando appare il picco." Esibendo i grafici, per chiarire, continuai, "come può vedere, il tempo di ritenzione è di 5,15 minuti per la Proclorperazina, e non è cambiato da quando è stato analizzato il sangue del deceduto otto mesi fa. Confrontando l'area sottesa dal picco nel sangue di Max con la curva di calibrazione attuale, ho calcolato la concentrazione del farmaco, e il valore ottenuto non rientrava nell'intervallo di tossicità."

Stencil: "E questo cosa significa?"

Risposi: "Se ci fosse stata una ridistribuzione post-mortem, i livelli di **Quetiapina** e Proclorperazina avrebbero dovuto essere entrambi elevati. Dato che solo la concentrazione di Quetiapina era elevata ho dedotto che fosse dovuta ad un dosaggio errato, probabilmente a causa di un'eccessiva somministrazione, e perciò tossico anche prima della sua morte."

Stencil iniziò a fare marcia indietro: "C'è una procedura di 'taratura storica' che rispetti gli standard legali stabiliti?"

Io risposi: "Alcuni laboratori utilizzano calibrazioni di qualche giorno o qualche settimana. Devo ammettere che l'uso della calibrazione storica, risalente a otto mesi fa, non è una pratica standard, tuttavia, posso affermare che sia molto verosimile, anche se non propriamente accurata, e che è una procedura molto comune nelle cause civili simili a questa."

Stencil non parlò per alcuni minuti. Poi, cambiando tono, disse: "Non ho ulteriori domande per lei". E sottovoce aggiunse: "Vedremo poi."

Due settimane dopo Gail mi chiamò con delle novità dal suo avvocato: "Dopo la sua perizia, è stata convocata una delle infermiere che avevano in cura mio padre la notte prima della sua morte. Abbiamo detto all'infermiera che l'anatomopatologo aveva modificato la causa del decesso, riconducendolo ad overdose da Quetiapina e, quando le abbiamo chiesto di raccontarci cos'era successo quella sera, disse che mio padre era troppo agitato e disturbava il sonno degli altri ospiti. La caporeparto diede disposizione di somministrargli una doppia dose di Quetiapina, sperando di poterlo calmare. A quanto pare avevano raddoppiato la dose per diversi giorni e questo schema terapeutico aveva sempre funzionato. Essendo nuova nel reparto, l'infermiera della sera era riluttante a somministrare la stessa dose, ma non volle andare contro il suo superiore. Scrisse un'annotazione nell'elenco dei farmaci somministrati a mio padre per non risultare responsabile dell' azione. Poi disse che quell'annotazione era andata persa e pertanto non era più utilizzabile per verificare quello che aveva fatto. A quel punto, guardò me e il mio avvocato e cominciò a singhiozzare. Capii che si stava addossando la colpa della morte di mio padre. Senza altre domande, si precipitò fuori dallo studio legale dove era stata fatta la deposizione. Quando chiedemmo la deposizione della caporeparto, questa negò di aver ordinato di dare una dose extra di Quetiapina a mio padre. Tuttavia la Shady Elm la licenziò e il nostro caso si concluse. Non abbiamo trovato chi ha cancellato o distrutto le note di assistenza infermieristica, ma tutti noi sospettiamo sia stata la caporeparto."

Chiesi a Gail: "Come hanno reagito le tue sorelle a questa conclusione del processo?"

Lei rispose: "Dal momento in cui è stato concordato il risarcimento, le mie sorelle hanno iniziato ad interessarsi a me, ma risposi loro che non si meritavano niente. Forse fui un po' dura, ma non mi importava. Il mio avvocato però disse che avevano diritto anche loro, così dividemmo il risarcimento in parti uguali."

Quella notte Gail si mise a letto e si lasciò sfuggire un respiro di sollievo. Sorrise sapendo che aveva fatto la cosa giusta per suo padre. Acquisì maggiore fiducia in se stessa e promise che da quel momento in poi la sua vita sarebbe stata diversa. Si riconciliò con le due sorelle: erano l'unica famiglia che le era rimasta. Se fossero state in città, sarebbero andate tutte assieme a visitare la tomba di Max per dire una preghiera. Gail lasciò presto lo studio legale per iscriversi alla facoltà di legge: ormai sapeva che niente sarebbe stato più impegnativo di quello che aveva passato affrontando il caso di suo padre. Si innamorò di un compagno di studi e si trasferirono a vivere insieme. "Questo tempo", disse a se stessa, "durerà per sempre."

*

I farmaci antipsicotici, come la Quetiapina, sono pericolosi e devono essere somministrati soltanto nel caso di appropriate prescrizioni mediche. Vi è una grande variabilità di risposta da persona a persona. Una volta che è

10

stato deciso che questi farmaci sono utili per un determinato paziente, il loro continuo utilizzo deve essere attentamente monitorato da medici qualificati. Le infermiere sono decisamente più consapevoli dei cambiamenti giornalieri di un paziente e possono essere addestrate a cercare autonomamente le prove della tossicità di un farmaco. È ironico che i farmaci antipsicotici, data la loro tossicità, siano dati a pazienti instabili e potenzialmente suicidi: è come se gli stessi medici che dovrebbero curarli stessero però fornendo dei mezzi per ucciderli. Nutro la speranza che la scoperta dell'abuso farmacologico nella morte di Max possa portare a una riforma legislativa in materia di sorveglianza nel trattamento infermieristico nelle case di cura. Anche se questo richiederà dei cambiamenti nella legge vigente, il che necessiterà di parecchio tempo, ho motivi personali per nutrire questa speranza: non passerà molto tempo infatti che la mia generazione, nata durante l'esplosione demografica, diventerà tra i primi destinatari di queste cure.

Una seconda chance

Joan Cain era una ragazzina degli anni sessanta. Il suo nome di battesimo era Candice, ma lei lo odiava perché i compagni di scuola la chiamavano "Candy Candy" o "Candy la lavatrice". Quando compì sedici anni, ottenne la modifica legale del nome in Joan, lo stesso della sua cantante folk preferita, Joan Baez. A diciassette anni, nell'estate del 1969, fece l'autostop dalla sua casa in Oneida a New York fino al festival di Woodstock per ascoltare il concerto della sua omonima. I suoi genitori erano divorziati e sua madre beveva molto, perciò non aveva alcuna cura di Joan. Poco dopo aver partecipato all'evento di Woodstock, Joan lasciò definitivamente la sua casa e si recò in California con solo dieci dollari nel portafoglio, per poi intraprendere un viaggio con alcuni amici hippy dai lunghi capelli. In quel periodo, beveva proprio come sua madre, fumava tanta erba, cocaina pura, prendeva acidi e occasionalmente si iniettava anche eroina. Lavorò prima in vari posti come cameriera, poi in una lavanderia a secco, dove stirava i vestiti, e infine come custode in una casa di cura.

Compiuti trent'anni, Joan fu vittima di un incidente stradale: si ruppe diverse costole sbattendo sul volante e si procurò numerosi danni al viso impattando contro il parabrezza. A quei tempi, le automobili non avevano in dotazione l'airbag e né era obbligatorio l'uso della cintura di sicurezza. Joan rimase in ospedale per parecchi mesi. Sebbene non fosse mai stata bella, anche se aveva un bel sorriso, dopo l'incidente il suo viso si sfigurò a causa delle numerose cicatrici. Le ferite, inoltre, le avevano causato un dolore cronico tale da dover assumere antidolorifici per tutto il resto della vita. Continuò ad abusare di droghe e cinque anni dopo, utilizzando una siringa infetta, contrasse un'epatite che però non fu classificata né A né B. Solo in seguito venne isolato il virus e identificato come epatite C.

Compiuti quarant'anni Joan ne ebbe abbastanza dell'abuso di droghe e decise di ripulire la sua vita. Si iscrisse ad una scuola per diventare fisioterapista, smise di drogarsi, di bere alcolici e si tagliò i capelli molto corti. Nessuna compagna delle scuole superiori avrebbe saputo riconoscerla.

Sfortunatamente la sua epatite non guarì spontaneamente, come avviene in alcuni pazienti. La malattia entrò nella fase cronica danneggiandole il fegato e, a 59 anni, Joan fu colpita da un'insufficienza epatica fulminante. Diventò itterica, le sclere degli occhi si tinsero di giallo, la sua pelle cominciò a prudere per l'elevata concentrazione di bilirubina, un pigmento della bile responsabile di questa colorazione, e si formò un versamento di liquido ascitico nell'addome. Joan fu visitata dal Dott. Bloom, epatologo dell'Ospedale Universitario, che le disse che aveva assolutamente bisogno di un trapianto di fegato.

Jeffrey Bloom era un medico molto compassionevole che si dedicava con grande dedizione alla cura dei suoi pazienti. Anche se era fresco di laurea, proveniva dalla vecchia scuola per cui riteneva molto importante rispondere a tutte le domande dei malati sulla loro salute e sul percorso di cura. Lo studio dove praticava era stato assorbito da una struttura sanitaria e ultimamente si sentiva sempre più sotto pressione: amministratori gli chiedevano di visitare sempre più pazienti e ridurre il tempo della singola visita. Queste richieste andavano contro la sua visione della professione, ma era evidente che se voleva salvare il posto di lavoro avrebbe dovuto obbedire.

Quando il Dott. Bloom vide Joan, valutò attentamente se fosse o meno una candidata idonea per il trapianto di fegato. C'era una lunga lista d'attesa di pazienti idonei in quanto, purtroppo, la domanda di organi supera di gran lunga l'offerta. Fortunatamente, l'infezione cronica da epatite C di Joan non era motivo di esclusione dall'intervento di trapianto. Tuttavia i suoi precedenti d'abuso di droghe e alcol preoccupavano molto il team chirurgico. Joan fornì comunque dei documenti del suo datore di lavoro e del suo medico di base che dichiaravano che aveva smesso di farne uso da più di dieci anni. Si riteneva ormai una cittadina modello e meritevole di essere presa seriamente in considerazione come ricevente idoneo per un trapianto. Seguendo il protocollo di esami pre-operatori, Joan fece anche il test per determinare la presenza di sostanze d'abuso nelle urine. I risultati furono negativi per l'alcol, la marijuana e la cocaina, che erano stati i principali vizi della sua giovinezza, ma ebbe uno shock quando le fu detto che era stata trovata positiva per sostanze appartenenti alla classe delle amfetamine.

Era confusa, riteneva di non aver mai utilizzato amfetamina, metamfetamina o ecstasy. Dato che era un suo diritto, chiese le controanalisi e quindi di ripetere il test delle urine, sperando che ci fosse stato **qualche errore** del laboratorio; ma invece il **risultato si confermò**. Joan supplicò il medico di eseguire ulteriori analisi, sostenendo che sicuramente c'era qualcosa di sbagliato nell' esame di laboratorio. Il Dott. Bloom che credeva alle parole di Joan e sperava ci fosse una spiegazione ragionevole, mi chiamò per un parere. Gli spiegai che erano stati eseguiti due esami diversi per la ricerca delle sostanze d'abuso su ciascuna delle provette di Joan: "L'amfetamina screening test è specifico per amfetamina, metamfetamina e ecstasy. Inoltre abbiamo eseguito anche l'esame di conferma, utilizzando la tecnologia più specifica ed accurata, che è la spettrometria di massa. Nonostante l'urina fosse priva di queste tre sostanze, abbiamo comunque trovato un'ammina sintetica. Il Dott. Bloom conosceva l'esistenza di queste droghe di sintesi ma, volle comunque chiedermi ulteriori chiarimenti.

Io continuai: "Le farmacie che vendono su internet, stanno proponendo nuove sostanze chimiche che hanno proprietà fisiologiche simili alle droghe proibite. Esse sono definite "di sintesi", poiché un chimico astuto è riuscito ad alterarne la struttura chimica, mantenendo però il loro effetto psicologico. In questo caso abbiamo trovato uno spettro di massa specifico che corrisponde alla droga sintetica più utilizzata in questo periodo.

Il Dott. Bloom chiese: "E' possibile che alcuni dei medicinali assunti da Joan possano causare una falsa positività nella classe delle amfetamine?"

Risposi: "Inviami la lista completa dei farmaci e controlleremo sia la letteratura scientifica che le specifiche sul foglietto illustrativo del kit diagnostico con cui è stato eseguito il test di laboratorio."

Il Dr. Bloom chiamò Joan e le domandò quali farmaci stesse assumendo con o senza prescrizione medica. Come tutte le persone della sua età, Joan prendeva parecchi farmaci. Rispose:

"Lipitor per il cuore, Synthroid per la mia tiroide, qualche volta lo Zolpidem per aiutarmi a dormire ed anche un farmaco di cui non ricordo il nome, ma che inizia con la lettera "T" per alleviare il dolore cronico."

"Tylenol?" domandò il Dott. Bloom. Joan rispose: "Si è questo."

Ottenute queste informazioni, rientrai nel mio ufficio per verificare se vi fosse qualche evidenza scientifica che dimostrasse che qualcuno di questi farmaci è in grado di interferire con il dosaggio delle amfetamine. Non nutrivo molte speranze perché questi medicinali sono molto comuni e conosciuti, per cui se ci fosse stata un'interferenza con il test di laboratorio sarebbe già stata segnalata nel foglietto illustrativo del kit diagnostico. Sebbene le notizie non fossero positive per Joan, dato che non avevo trovato evidenza delle possibile presenza di interferenze mi sentii rassicurato, e chiamai il Dott. Bloom per informarlo.

Il Dott. Bloom informò Joan della mia conclusione. "Non sono stati commessi errori, ed il test di laboratorio era corretto; mi dispiace dirlo, ma a questo punto, dobbiamo cancellare il suo nome nella lista di attesa dei trapianti. Le faremo sapere se la situazione sulla possibilità di ricevere un trapianto potrà cambiare in futuro."

Confusa e sconsolata, Joan lasciò lo studio. Era così irritata che non riusciva a dire una parola. Si rassegnò al fatto che presto sarebbe andata incontro alla morte; senza trapianto il Dott. Bloom le diede sei mesi di vita o al massimo un anno in più.

Si sedette da sola nella sua auto nel parcheggio e pianse. "Ho vissuto la mia vita in modo irresponsabile. Non ho famiglia, non ho fatto niente per la società e non ho fatto niente per migliorare la mia vita. È arrivato il momento che io paghi per le decisioni sbagliate che ho preso." Accese il motore e guidò fino a casa. Nei giorni che le rimanevano, dovette sistemare la situazione finanziaria. Volle lasciare tutti i suoi beni ad una fondazione di fisioterapia. Io continuai la mia attività senza pensare troppo al caso di Joan. Avevo sentito troppi pazienti negare l'utilizzo di droga e nella maggioranza dei casi non erano credibili. Joan, in particolare, aveva molto da guadagnare negando. Sapevo che se anche il test di screening tossicologico avesse fornito un risultato falso positivo, il risultato era stato confermato in modo definitivo con la spettrometria di massa. Inizialmente ero un po' dubbioso sul fatto che una paziente non più così giovane si adattasse al profilo tipico del consumatore di droga sintetica, ma ormai nulla mi sorprende più, soprattutto non mi sorprende quello che una persona è capace di fare a se stessa. Inoltre in quel periodo, ero molto impegnato con una relazione che dovevo preparare per una conferenza che si teneva il mese successivo.

L'argomento della mia relazione alla conferenza riguardava un nuovo tipo di stimolante ricreativo, contenente delle ammine sintetiche che recentemente avevano invaso il mercato etichettato come "sali da bagno" al fine di confondere e aggirare la legislazione, i genitori e gli insegnanti. Le confezioni che contenevano questi sali erano disponibili con dei nomi molto particolari: Ivory Wave, Hurricane Charley e Vanilla Sky. Queste droghe risultavano popolari poiché erano semplici da ottenere, producevano un'eccitazione simile alle metamfetamine e alla cocaina e soprattutto non si potevano individuare con i metodi di screening convenzionali utilizzati nei laboratori. I nostri test di laboratorio per lo screening delle droghe d'abuso non sono infallibili, in quanto non possono individuare alcune sostanze come gli stimolanti ricreativi, mentre altre legittime prescrizioni mediche di alcuni farmaci producono dei risultati falsi positivi per la classe delle amfetamine.

Dopo la mia lezione girovagai attorno ai poster presentati per vedere se vi fosse qualche interessante novità. Questi lavori di solito sono proposti da giovani studenti e ricercatori nel settore della tossicologia. Gli abstract vengono presentati agli organizzatori delle conferenze, valutati da un comitato scientifico, e gli autori selezionati sono poi invitati a presentare i loro lavori. Durante l'esposizione del proprio poster è richiesto al presentatore di rispondere alle domande che i partecipanti possono porre sullo studio svolto. È un'importante opportunità di crescita per i giovani ricercatori potersi confrontare con altri scienziati che hanno lo stesso interesse di ricerca.

Nell'ultima fila vidi un poster che attirò particolarmente la mia attenzione. Era uno studio farmacologico sul metabolismo di un farmaco analgesico poco utilizzato. Pensai fra me e me: "Hmm, forse Joan diceva la verità quando negava di utilizzare le amfetamine. Ci potrebbe anche essere una spiegazione alternativa al risultato positivo del test antidroga dopotutto". Quando tornai in ufficio recuperai il campione originale delle urine di Joan dal congelatore e lo feci analizzare per il Trazodone. Avevamo imparato anni prima che era molto utile e prudente conservare i campioni di urine che erano risultati positivi per le sostanza d'abuso, per poterli poi rianalizzare qualora se ne fosse verificata la necessità. Inizialmente il laboratorio non era in grado di trovare il farmaco che volevo ricercare nelle urine. Infatti, era presente un'altra sostanza sconosciuta interferente che impediva allo strumento di rilevare il Trazodone. Chiesi ai miei tecnici che il campione fosse analizzato nuovamente utilizzando una procedura di estrazione diversa in modo da provare ad eliminare l'interferenza. Fu così che dopo un paio di tentativi riuscimmo a trovare il farmaco che stavamo cercando. "Forse ho sbagliato a non credere a Joan", pensai.

Chiamai immediatamente il Dott. Bloom per ridiscutere il caso di Joan. Senza dirgli che cosa sospettavo, gli chiesi di ricontrollare i farmaci che Joan assumeva. In passato avevo spiegato spesso ai miei colleghi clinici che quando chiedevano ai pazienti quali farmaci assumessero, questi ultimi non dichiaravano il vero. Molti farmaci hanno nomi similari ed i pazienti sono spesso confusi su quali medicinali stiano veramente assumendo. Volevo avere una verifica indipendente dalla mia scoperta. Il Dott. Boom non aveva la lista originale dei farmaci di Joan perché non era il suo medico di base. Egli, però, non volle alimentare le speranze di Joan contattandola direttamente. Così, invece, fece una chiamata al suo medico personale per avere la lista dei farmaci che stava assumendo. Il Dott. Boom si ricordò poi che Joan aveva parlato di un farmaco che iniziava con la lettera "T" di cui però non ricordava il nome.

Mi chiamò subito. "Abbiamo scoperto che Joan assumeva il Trazodone, non il Tylenol come avevamo pensato. Ma quest'informazione come può aiutarla a risolvere il caso?"

Allora spiegai al Dott. Bloom quello che avevo scoperto assistendo alla conferenza. Uno dei poster presenti definiva la struttura chimica del Trazodone ed i sui vari metaboliti. Dal momento che avevo appena rivisto gli studi sulle droghe sintetiche per la conferenza, fui in grado di riconoscere la presenza di un metabolita del Trazodone, la meta-Clorofenilpiperazina. Quando rientrai in laboratorio e chiesi di riesaminare il campione originale di Joan, identificammo sia il Trazodone che il suo metabolita. Nessuno prima di me aveva dimostrato che il Trazodone **era in grado di** interferire con il test sulle amfetamine. Per avere una conferma definitiva io stesso decisi di assumere una compressa di Trazodone. Dopo quattro ore il mio test delle urine era risultato positivo per le amfetamine proprio a causa della presenza del suo metabolita.

Il Dott. Bloom mi chiese: "Quindi che significa nel caso di Joan?"

Risposi: "Questo dimostra che lei non **ha abusato** di amfetamine, per cui può riconsiderare la possibilità di rimetterla nella lista dei trapianti."

Il Dott. Bloom si rammaricò profondamente per non aver ottenuto tutte le giuste informazioni prima di assumere la decisione su Joan. Ora che aveva accertato l'idoneità al trapianto di fegato, sperò non fosse troppo tardi. Chiamò lo United Network of Organ Sharing, un'organizzazione non-profit che gestisce il sistema dei trapianti negli Stati Uniti ed il nome di Joan fu aggiunto alla lista delle persone che avevano l'esigenza di un trapianto di fegato. Il Dott. Bloom chiese che il suo nome fosse inserito con la data della richiesta iniziale, perché aveva fatto degli errori di valutazione e si era verificata una situazione spiacevole.

Nel frattempo Joan aveva cambiato nuovamente la sua vita. Fino a che la salute glielo permise diventò volontaria di un rifugio locale per i senzatetto, servendo cibo e sostegno morale.

Dopo 18 mesi che era in lista, Joan aveva ancora 71 pazienti prima di lei in attesa del trapianto di fegato. Alcuni pazienti la precedettero, perché risultavano più compatibili con particolari donatori per i quali c'erano buone possibilità di esiti positivi. Una buona compatibilità dei tessuti riduce la possibilità di rigetto da parte del ricevente, che è la principale causa di fallimento del trapianto. Anche con una buona compatibilità, infatti, il trapiantato deve assumere continuamente dei farmaci immunosoppressori che impediscono ai loro globuli bianchi di attaccare il nuovo organo. Qualche volta tali medicinali possono produrre effetti di tossicità se somministrati in dosi errate, così il sangue deve essere controllato periodicamente ad intervalli regolari per determinare se la concentrazione del farmaco è all'interno del range terapeutico stabilito.

Sfortunatamente Joan non arrivò mai a questo punto, ma morì mentre era ancora in lista di attesa. Il suo medico di base informò il Dott. Bloom della morte di Joan così da poter essere presente al suo funerale. Questa è la parte negativa del mio lavoro, pensò fra sè e sè il Dott. Bloom. Di sicuro Joan fece molti errori nella sua vita, ma poi riuscì a riabilitarsi per cui avrebbe meritato di avere una seconda possibilità.

*

Ci sono più di 84.000 uomini e donne nelle liste d'attesa per trapianto negli Stati Uniti. La maggior parte dei fegati vengono raccolti da individui sani, morti improvvisamente come per esempio in un incidente stradale. Nel 1992, la California obbligò per legge l'uso del casco per i motocicli. Questo fece diminuire le morti del 37%, ma d'altro canto ridusse anche il numero degli organi disponibili per il trapianto. Questa carenza ha portato a fenomeni di traffico illecito di organi da pazienti vivi inconsapevoli, in particolare per i reni, dato che un individuo può anche vivere con un rene solo.

Una seconda chance

Le persone che desiderano donare i loro organi dopo la morte possono indicare questa decisione nella loro patente di guida. L'opzione "opt in" è utilizzata nella maggior parte dei Paesi. In alcuni stati, come la Spagna, c'è anche l'opzione "opt out". In questi Stati, i tuoi organi saranno asportati dopo la morte a meno che non sia espressamente indicato il contrario; ciò ha reso più facilmente disponibili gli organi in questi Paesi. Alcune persone si rifiutano di indicare la donazione degli organi dopo la morte perché temono una cessazione anticipata del sistema di supporto vitale. Altri adducono motivazioni religiose per negare le donazioni. Di conseguenza, l''espianto non può mai essere eseguito senza una specifica autorizzazione. Nella maggior parte dei casi, l'ignoranza è la principale ragione per cui la gente non si inserisce nella lista dei donatori d'organo. Generalmente l'argomento viene discusso solamente quando un membro della famiglia o un amico necessita di un trapianto d'organo.

Come nel caso di Joan Cain, molti moriranno prima che sia disponibile un donatore compatibile. Ma c'è sempre la speranza che prima o poi i medici, gli scienziati e gli ingegneri biomedici siano in grado di creare organi umani attraverso le cellule staminali. Sotto adeguata stimolazione, queste cellule, provenienti da embrioni o tessuti fetali, hanno la possibilità di differenziarsi in cellule mature che funzionano proprio come quelle native presenti nell'organo. Anche se questa ricerca avrà bisogno di molti anni o anche di decenni, si spera che gli organi prodotti in laboratorio possano essere in grado di alleviare la carenza di organi presente ad oggi in tutto il mondo.

Sangue che produce birra

****

Joel Miller e Teddy Norris erano grandi amici fin dai tempi della scuola elementare, e vivevano nei dintorni di un quartiere abitato prevalentemente da persone della classe operaia. Provenivano entrambi da famiglie di genitori separati: il padre di Joel aveva lasciato sua madre quando aveva cinque anni, ed i genitori di Teddy avevano divorziato quando lui ne aveva nove. Il primo era figlio unico e viveva in una roulotte con sua madre che morì quando lui compì 22 anni. Il secondo, invece, viveva con sua madre, la sorella più giovane e suo zio in un appartamento poco costoso. Quest'ultimo era un alcolista cronico che aggrediva Teddy verbalmente ogni volta che si ubriacava. Entrambe le madri lavoravano parecchie ore per far quadrare il bilancio famigliare. Questo comportava che i due ragazzi godevano di molto tempo libero durante il giorno. Sapendo ciò, alcune bande del quartiere cercarono di reclutare Joel e Teddy, ma entrambi non accettarono resistendo alle insistenze e per questo subirono spesso numerose minacce, atti di bullismo e furono persino picchiati dai membri delle bande, ma fortunatamente non accadde mai niente di grave. A parte il fatto che erano un po' maliziosi, erano fondamentalmente dei bravi ragazzi. Joel dimostrava più della sua età: iniziò a farsi la barba quando aveva 13 anni, e a 17 anni sembrava già un adulto. Non aveva alcun problema ad acquistare birra e vino nei negozi di liquori. A quei tempi, i controlli della carta d'identità non erano così rigorosi come ai nostri giorni oggi. I due ragazzi avevano l'abitudine di andare sulla riva del fiume per giocare a saltare sulle rocce, parlare di ragazze e bere birra.

Né Joel né Teddy avevano la volontà e nemmeno i mezzi economici per poter andare all'università ed erano anche contrari all'idea di arruolarsi nell'esercito. Così, dopo aver finito le scuole superiori, fecero dei lavoretti nel loro quartiere come imbianchini, muratori, benzinai o porta pizze a domicilio. Si incontravano più o meno ogni settimana nel bar locale a bere per non pensare ai loro guai. Joel era un grande bevitore: mentre all'inizio gli erano sufficienti sei lattine di birra, gradualmente incominciò a berne sempre di più per soddisfare il suo bisogno di alcol, e prima che arrivasse ai trent'anni passò ai superalcolici per ubriacarsi più velocemente. Teddy vide che l'amico stava diventando un alcolizzato e cercò in più occasioni di convincerlo a fermarsi o almeno a ridurne l'assunzione e quando questi si rifiutò iniziò a rallentare le frequentazioni. Joel negava il suo problema con l'alcol, tanto che si autoconvinse che avrebbe potuto tollerarlo così bene da non provocare alcun problema sul lavoro. Ottenne un impiego stabile come portiere di notte in un ufficio aziendale nelle vicinanze ma, a differenza del guardiano notturno, non aveva alcun compito di vigilanza notturna, per cui spesso andava al lavoro ubriaco.

"Finché faccio bene le pulizie," si disse, "posso continuare a bere continuando a lavorare." Dato che non era sposato e spendeva poco per vivere, il suo lavoro era più che sufficiente per finanziare il suo hobby: bere.

Teddy invece si sistemò e si sposò con una ragazza

incontrata ad una festa in casa di amici. Al momento era disoccupato così lui e la compagna andarono a vivere nel sud del paese per essere più vicini alla famiglia di lei. Teddy trovò lavoro come corriere espresso. In cinque anni lui e sua moglie ebbero due figli. L'uomo andava d'accordo con sua suocera che spesso li aiutava a prendersi carico dei bambini. A differenza di quando era giovane, Teddy beveva solo occasionalmente, e non più di qualche bicchiere di vino, e non si era più ubriacato. Come autista veniva regolarmente controllato per l'eventuale assunzione di alcol e droga, e, con una famiglia da mantenere, non voleva correre il rischio di perdere il lavoro.

Joel, d'altra parte, a forza di bere, iniziò a perdere l'autocontrollo. Una notte, mentre andava a lavorare dopo essersi ubriacato, fu fermato dalla polizia per essere uscito di strada. I poliziotti gli chiesero di uscire dall'auto e lo condussero a fare l'alcol test. Gli fu chiesto di camminare sopra una linea dritta e contare alla rovescia partendo da 100. Non fu in grado di fare entrambe le cose. Gli dissero di soffiare dentro un etilometro che registrò un volume di alcol di 0,18%, più di due volte sopra il limite tollerato per legge. Sulla base di questo risultato, a Joel fu contestato lo stato di ebbrezza e fu inviato in carcere, dove rimase per quattro giorni. Con l'unica telefonata che aveva a disposizione, chiamò il suo principale per dirgli che si era ammalato di influenza.

"Non vorrai che infetti gli uffici mentre sto facendo le pulizie?" disse. Il principale fu d'accordo e gli disse di stare a casa. Joel fu multato di 1000 $. La sua patente fu sospesa per sei mesi, ma poiché dimostrò che aveva assolutamente bisogno di guidare per andare al lavoro, gli fu concessa una patente limitata. Poteva guidare solo per andare al lavoro e rientrare, ma solamente nei giorni specifici ed in coincidenza con gli orari di lavoro. Inoltre dovette partecipare e completare il programma statale per i guidatori trovati in stato di ebbrezza. L'uomo si limitò così ad assumere alcol solo nei fine settimana e nei giorni in cui non lavorava. Non fu però in grado di smettere di bere. La sua patente gli fu restituita sei mesi dopo, ma ricominciò immediatamente ad ubriacarsi come prima e non partecipò al programma di sostegno di riabilitazione di lunga durata. Aveva realizzato ben poco nella sua vita: era senza famiglia, senza fidanzata, senza più il suo migliore amico Teddy e nessuno dei colleghi sul posto di lavoro che volesse parlare con lui. Era solo questione di tempo prima che venisse nuovamente accusato di guida in stato di ebbrezza. Quando questo accadde, passò 90 giorni in prigione e subì un'altra sanzione di 1000 $ e perse il lavoro di guardiano notturno. Il suo titolare gli disse che l'aveva licenziato ma così avrebbe potuto avere diritto al sussidio di disoccupazione. La vita gli sfuggì completamente da ogni controllo.

Volendo disperatamente cambiare, si rifugiò nella fede in Dio. Conobbe un prete che capì la sua situazione e lo accolse nella propria chiesa. Padre O'Neil era il pastore della chiesa di San Francesco da quasi 30 anni. Aveva visto molte persone come Joel. In cambio di una stanza, nel seminterrato della chiesa, Joel eseguì vari lavori all'interno e all'esterno alla chiesa. Qualche volta gli fu anche chiesto di scavare tombe nel cimitero della chiesa, ma a lui questo non importava. Rimase nella chiesa per alcuni mesi quando un amico suo e di Teddy, dei vecchi tempi, lo riconobbe e gli chiese di partecipare al raduno dei colleghi delle scuole superiori per festeggiare il quindicesimo "anniversario".

"Ho sentito che Teddy parteciperà al raduno" disse a Joel.

Erano trascorsi sei anni da quando Joel aveva visto l'ultima volta il suo amico d'infanzia. Eccitato dalla prospettiva di rivedere ancora Teddy, chiamò i suoi colleghi dei tempi di studio e disse loro che sarebbe andato al raduno.

Quando quel giorno arrivò, Joel si presentò a scuola pulito e sobrio. Non aveva più bevuto da quando si era rifugiato nella chiesa. Vide Teddy e si abbracciarono. Lui era un po' più grasso di una volta, ma comunque sembrava sempre lo stesso. Si lasciarono andare ai vecchi ricordi di un tempo. Quando il raduno finì, Joel chiese a Teddy di accompagnarlo a bere un drink nella vecchia taverna dove andavano un volta. Teddy bevve poco più del normale e solamente perché era felice di rivedere il suo vecchio amico.

Joel non poté resistere alla tentazione di bere assieme a lui: poteva tollerare l'alcol meglio di Teddy. Sebbene avesse bevuto parecchi drink, non pensava di essere ubriaco. Subito dopo l'ultima bevuta al bar, Joel gli disse che avrebbe voluto prendere l'auto a noleggio di Teddy per guidare fino al suo albergo. Teddy gli disse che quella notte avrebbe potuto stare nella sua stanza dell'albergo piuttosto che tornare alla chiesa. Non poteva nemmeno sospettare che all'amico fosse stata ritirata la patente a causa delle due precedenti guide sotto l'effetto dell'alcol.

Fu così che, appena passate le due, guidarono in quella notte particolarmente scura e piovosa. Padre O'Neil avrebbe celebrato messa a distanza di sei ore e Joel suppose che sarebbe riuscito ad arrivare in tempo per aprire la porta della chiesa. Il traffico non era intenso, ma lui non aveva una vista lucida, nè era in grado di giudicare la velocità dell'auto che avendo motore ibrido non produceva alcun rumore.

Joel non aveva intenzione di andare veloce, ma era passato tanto tempo dall'ultima volta in cui aveva guidato un'auto, ed era rimasto molto sorpreso dalle prestazioni di quella in uso. Fu così che ad un incrocio svoltò troppo **tardi** e l'auto scivolò fuori strada. Tentò di bloccarla frenando violentemente ma la vettura divenne ancor più incontrollabile ed andò a sbattere dal lato del passeggero contro una grande quercia. L'auto non era dotata di airbag laterale. L'impatto col tronco dell'albero fece sì che la portiera ed il finestrino schiacciarono la testa di Teddy, ed il suo corpo si accasciò verso il lato del conducente. Teddy aveva la testa sanguinante e perse successivamente conoscenza.

Joel era stordito, anche se non aveva subito gravi ferite, e non riuscì ad uscire immediatamente dall'auto; non aveva il cellulare e non sapeva dove fosse quello di Teddy. Barcollando riuscì finalmente ad uscire ed a raggiungere la strada: nel giro di pochi minuti vide le luci di un'auto e si mise ad agitare le mani per farsi notare. Due giovani fermarono l'auto, uscirono per vedere cosa fosse successo e chiamarono il 9-1-1. I vigili del fuoco arrivarono in pochi minuti. Le gambe di Teddy erano intrappolate sotto i rottami. I vigili del fuoco portarono le cesoie per estrarre Teddy dall'auto ma ci vollero 30 minuti prima che riuscissero a tirarlo fuori. Un'ambulanza con dei paramedici erano in attesa sul luogo dell'incidente. Quando il corpo fu liberato, lo legarono su una barella e lo portarono velocemente in ospedale. Aveva una ferita profonda alla testa, non respirava ed il personale paramedico non sentiva il battito cardiaco. Fu praticata la rianimazione cardiopolmonare e la compressione del petto in ambulanza ma sfortunatamente, quando arrivarono in ospedale, Teddy era già morto.

Anche Joel fu mandato all'ospedale ma con ferite minori. L'infermiera del Pronto Soccorso notò un notevole odore di alcol e lo riportò nella cartella clinica. Dopo aver firmato il modulo di consenso, gli fu prelevato del sangue che fu messo in un contenitore per provette e sigillato per essere poi inviato al laboratorio di tossicologia della città. Il personale del Pronto Soccorso trattenne Joel tutta la notte e lo lasciò andare soltanto il mattino seguente. Nell'area delle dimissioni lo stavano però aspettando due agenti in uniforme che lo arrestarono per guida in stato di ebbrezza, con l'aggravante della patente già revocata. Era il suo terzo reato e perciò fu portato in prigione ed, in seguito, accusato di omicidio colposo per la morte del suo amico Teddy.

Joel non ottenne il permesso di uscire dal carcere per presenziare al funerale di Teddy. Immaginò che ci sarebbero stati tanti famigliari disperati e rancorosi nei suoi confronti e che forse era meglio che non vi partecipasse. Il procuratore distrettuale, Malcolm Adams, riesaminò il suo fascicolo e la storia dei due arresti per guida in stato di ebbrezza. Dato che era alla guida senza patente in stato di ebbrezza e che aveva ucciso il suo passeggero, modificò l'accusa di omicidio colposo in omicidio di secondo grado. Riteneva necessaria una sentenza che lo costringesse ad un lungo periodo di detenzione, così Joel non avrebbe più potuto recar danno a nessun altro nella comunità. Alla contestazione dell'accusa, la cauzione fu fissata in 500.000 $. Poichè non aveva un lavoro, non aveva alcun reddito nè risparmi, e nemmeno una fissa dimora, Joel dovette rimanere in carcere.

Sebbene sia Teddy che Joel fossero stati ricoverati nell'ospedale in cui lavoro, non avevo avuto notizia dell'incidente fino a che il Procuratore Distrettuale non mi contattò. Vittime di incidenti stradali correlati all'alcol erano molto comuni, ma mi fu chiesto di commentare il referto riguardante la presenza di alcol nel sangue prelevato al Pronto Soccorso ed analizzato nel laboratorio di medicina legale.

Joel Miller fu difeso per l'accusa di omicidio di secondo grado da Jefferson Brown, un avvocato afroamericano che non aveva superato l'esame da avvocato per ben due anni consecutivi. Aveva poi iniziato a lavorare nello studio dei difensori d'ufficio del Paese. Dato che Joel non aveva denaro per assumerne uno proprio, il caso fu assegnato a Jefferson.

"Tutti pensano che lui sia colpevole" disse a Sherry Lane, un' assistente assegnatagli che frequentava il primo anno di legge. "Voglio che tu trovi quali errori di laboratorio possono essere commessi negli alcol test su sangue" disse a Sherry. Jefferson pensava che se avesse potuto far assolvere Joel, avrebbe attirato l'attenzione, ed eventualmente, si sarebbero aperte per lui le porte per fare finalmente carriera. Ma doveva fornire argomenti convincenti per vincere la causa. L'assistente tornò dopo due settimane tutta orgogliosa di se stessa e disse solo tre parole a Jefferson riguardo il caso di Joel.

"Fermentazione in vivo" disse.

"Spiegami bene" fu la risposta di Jefferson.

"Ho trovato un caso clinico nella letteratura, dove un paziente diabetico con un'infezione di candidosi nella vescica, produceva etanolo come sottoprodotto della fermentazione" spiegò Sherry. "E' lo stesso processo utilizzato per fare la birra. Ci vuole un enzima, che è fornito dal lievito, un substrato, che è lo zucchero del sangue, ed una sorgente di ossigeno, l'aria. In tal modo viene prodotto alcol. So che è una forzatura, ma nel rivedere le cartelle cliniche di Joel, ho notato che aveva dei valori elevati di glucosio nel sangue. Il tuo assistito dovrebbe affermare di sentire **bruciore** quando fa la pipì, come se avesse un'infezione alla vescica urinaria. Noi donne ne soffriamo molto spesso."

Jefferson si appoggiò allo schienale e pensò per un istante. "Questa ipotesi non è poi così campata in aria, mia giovane amica. Noi sappiamo che è un alcolizzato, **ma quel giorno, al momento dell'incidente, era ubriaco anche secondo la legge**. Il tasso alcolico trovato nel suo sangue dal laboratorio era pari a 0,145%. **Poiché il campione è** stato inviato al laboratorio dopo il weekend, il test è stato **eseguito** 3 giorni dopo che il sangue era stato prelevato. Se parte dell'alcol determinato fosse dovuto a fermentazione in vivo, questo potrebbe far rientrare i valori nei limiti previsti dalla legge".

Nelle teste di Sherry e Jefferson le rotelle sembravano girare. "Abbiamo bisogno di un microbiologo che affermi in tribunale che questo può accadere" disse Jefferson.

Jefferson ingaggiò a testimoniare un microbiologo in pensione che aveva una notevole esperienza in materia. L'ufficio aveva a disposizione dei fondi per assumere dei testimoni esperti che, di fronte ad un'ipotesi plausibile, non l'avrebbero contestata . Jefferson chiese al tribunale di pronunciarsi sull'ammissibilità dei dati dell'etanolo di Joel Miller. Se questi dati fossero stati esclusi dal caso, sarebbe stato difficile provare che Joel fosse davvero ubriaco al momento dell'incidente. Gli argomenti furono sottoposti solo al giudice e non alla giuria. Jefferson chiamò il microbiologo "esperto" nel banco dei testimoni e lui tranquillamente concluse che non c'era modo di escludere che una "fermentazione in vivo" potesse essere una causa parziale della presenza di alcol nel sangue di Joel.

Il procuratore distrettuale si trovava perciò di fronte ad un caso difficile da risolvere. Doveva assolutamente rigettare l'ipotesi sollevata dal difensore d'ufficio e fu così che mi chiese un parere riguardo l'ipotesi fatta dall'avvocato difensore.

Decisi di testimoniare: "Veramente, la **fermentazione in vivo**, cioè la produzione di etanolo all'interno del corpo stesso, potrebbe verificarsi, nei casi post-mortem. I batteri invadono il corpo del defunto come parte del processo di degradazione".

Jefferson allora chiese: "Dottore, che cos'è la fermentazione **in vitro**?"

Risposi: "La **fermentazione in vitro** è la produzione di etanolo all'interno della provetta dopo il prelievo del sangue. Può avvenire nel caso di conservazione prolungata del sangue in un ambiente ad alte temperature."

Jefferson continuò: "C'è stato un ritardo nell'esecuzione dell'esame del sangue del sig. Miller nel laboratorio di tossicologia. Se le dico che il campione è stato conservato al caldo nell' auto della polizia per parecchie ore, cambierebbe la sua opinione?"

Risposi: "Ah, ma io ho anche la prova del dato che il sangue del sig. Miller era positivo per l'etanolo al momento del ricovero al Pronto Soccorso." Quest'affermazione fu come uno shock per l'avvocato difensore.

Jefferson chiese: "Questa è una nuova prova? E' stata comunicata in precedenza? Il procuratore distrettuale lo sapeva?"

Risposi no a tutte le domande e aggiunsi: "Non mi era ancora stata fatta questa domanda."

Continuai a spiegare: "Abbiamo eseguito un'osmolalità sierica, dato che questa fa parte dei test eseguiti normalmente nella routine del nostro laboratorio. Questo esame esprime la concentrazione di soluti non disciolti nel sangue. I componenti normali sono gli elettroliti, il glucosio e l'urea. Abbiamo una formula che prognostica accuratamente l'osmolalità sierica dalle analisi di questi parametri. Quando il risultato della formula non corrisponde, questo suggerisce la presenza di una sostanza a basso peso molecolare presente ad alte concentrazioni: l'alcol etilico è uno di questi componenti. Dato che il sig. Miller aveva una differenza tra l'osmolalità misurata e quella calcolata, l'elevata concentrazione di etanolo al momento del ricovero al Pronto Soccorso, aveva perfettamente chiarito il divario. Dato che il test è stato eseguito immediatamente dopo che il sangue è stato prelevato, si può affermare che non c'è alcuna possibilità che ci sia stata una fermentazione in vivo."

Jefferson chiese una sospensione e consultò il suo consulente microbiologo. Non essendo un enzimologo, non riuscì a rispondere. Il giudice che presiedeva il caso stabilì perciò che i dati sull'etanolo erano ammissibili. Il processo iniziò e la giuria venne anche a conoscenza dei precedenti arresti per guida in stato di ebbrezza di Joel. Era la terza volta che ricadeva nello stesso reato. I giudici appresero inoltre che era ubriaco dal punto di vista legale e che quando causò l'incidente che uccise il suo amico, guidava con la patente ritirata. Il procuratore distrettuale lo descrisse come persona sconsiderata e alcol-dipendente: era una minaccia pubblica e la giuria concordò con questo giudizio. Joel Miller fu condannato per omicidio di secondo grado. La sua sentenza sarebbe stata letta separatamente. Malcolm Adams mi ringraziò per aver salvato il caso con la mia dichiarazione. Eravamo entrambi contenti che Joel Miller non sarebbe uscito presto di prigione.

Joel Miller fu condannato a 15 anni di prigione. Fu un

prigioniero modello e scontò 10 anni prima di essere rilasciato sulla parola. Non bevve più, tornò alla chiesa dove padre O'Neil lo stava aspettando. Lo accolse e non gli chiese mai nulla sulle circostanze dell'incidente.

*

Il ricorso che riguarda la fermentazione in vivo, nei test di alcolemia nel sangue, non è mai stato accolto né in sede civile né in quella penale, quando gli esami sono stati inviati immediatamente ad un laboratorio clinico, nonostante il fatto che migliaia di casi di guida in stato di ebbrezza siano contestati ogni anno. Questo caso è l'esempio di un'errata interpretazione di principi scientifici da parte di testimoni commissionati che si spacciano per "esperti" per sviare le opinioni dei giudici.

Esistono delle segnalazioni di fermentazione in vitro. In un caso specifico, i campioni di urina di pazienti che avevano sia un'infezione documentata da miceti che il diabete furono inviati tramite posta in un laboratorio di analisi tossicologiche. Le urine arrivarono quattro giorni più tardi trasportate a temperatura ambiente e si tramutò in una "tempesta perfetta" perché si era generata la presenza di tutti gli ingredienti necessari ad una reazione di fermentazione: un enzima (lievito), un substrato (glucosio), un tempo di incubazione sufficiente, ed una temperatura adeguata. Tuttavia, la quantità di alcol prodotto, anche in condizioni ottimali, è modesta rispetto alla quantità che si osserva nei casi di guida in stato di ebbrezza.

Il test di osmolalità sierica è disponibile in quasi tutti gli ospedali del Paese ma viene utilizzato per rilevare alcoli tossici, come metanolo e glicole etilenico, e non per rilevare la presenza di alcol etilico.

Urina sintetica

****

Tutti i licei sono frequentati da una vasta tipologia di studenti: figli di papà, atleti, regine del teatro, secchioni e fumatori; Jaco apparteneva sicuramente a quest'ultima categoria. Passava molto tempo in bagno fumando sigarette o, occasionalmente, uno spinello prima di entrare in classe. "Non avrò mai bisogno di conoscere questa merda" disse a sua madre, riferendosi allo studio. Sua madre sapeva che non era stupido, ma solo privo di motivazione. La sua auto puzzava di fumo di sigarette e marijuana; il portacenere del cruscotto era pieno zeppo di mozziconi e cartine spiegazzate. Teneva i finestrini chiusi per paura che l'odore mettesse in allerta gli agenti della narcotici della scuola, ed anche se tutti sapevano quello che faceva, non si prendevano alcuna cura del problema.

Jaco era bravo ad aggiustare auto e motociclette; i bambini gli chiedevano di risolvere tutti i problemi meccanici. Così, quando lasciò il liceo, i suoi compagni non furono sorpresi che fosse riuscito a ottenere un lavoro stabile come guardiano del garage presso il deposito d'autobus della città. Ormai fumava droga regolarmente, ma questo non interferiva con il suo lavoro. Diventò un maestro nel nascondere ai superiori l'assunzione della droga. Lavorò al deposito di autobus per otto anni e alla fine lo trasferirono alla guida degli autobus della città. Era un lavoro più semplice che lavorare sui motori. La promozione, però, lo obbligò, come gli altri autisti, a sottoporsi a controlli periodici delle urine mirati alla ricerca di alcol e droghe.

Jaco non voleva perdere il suo nuovo lavoro a causa di un test delle urine: aveva bisogno del denaro per mantenere il suo stile di vita di drogato. Riuscì a non fumare hashish per un mese finché finalmente iniziò a guidare gli autobus. Imparò tutto quello che poteva sui test antidroga della polizia e sulle relative procedure, così da poterli superare. Una delle prime cose che scoprì fu la possibilità di acquistare online dei kit per il test delle urine, molto simili a quelli utilizzati nel laboratorio analisi dal suo datore di lavoro. Anche se l'acquisto di questi kit rappresentava un costo, era sicuramente vantaggioso rispetto al pericolo di mettere a rischio il posto di lavoro nel caso il test risultasse positivo. La ditta eseguiva le analisi di controllo ogni tre mesi e quindi, poiché i controlli non avvenivano senza preavviso, il suo piano era quello di astenersi dal fumo nei cinque giorni antecedenti le analisi. Fece un'analisi delle sue urine con il kit acquistato, proprio per essere sicuro dell'attendibilità del risultato.

"Se risulto positivo, mi limiterò ad avvisare che quel giorno la mia assenza dal lavoro è dovuta ad una malattia", disse al suo compagno di stanza. Questa strategia funzionò per parecchi anni, ma lui pretese di più e pensò di poter "imbrogliare" il test senza dover effettivamente smettere di fumare.

Perché dovrei sospendere il mio piacere quattro volte all'anno? Pensò. Il suo nuovo piano fu quello di bere tantissima acqua per diluire l'urina prima di autocontrollarsi. Jaco apprese che, perché il test risultasse positivo, la quantità della droga nell'urina doveva superare il limite, detto cut-off, previsto dalla legge. Imparò esattamente quanto fumare e la quantità d'acqua che aveva bisogno di bere per rimanere sotto tale cut-off. Inoltre poteva sempre addurre la scusa della malattia. Tutto questo andò avanti per molto tempo. Sapeva di giocare con il fuoco, ma non poteva rinunciare al vizio.

Calvin era il secchione del liceo; i suoi genitori erano emigrati da Taiwan quando aveva due anni, era bravo in matematica e godeva di buone amicizie nel club delle scienze. Era piccolo di statura per la sua età, avendo raggiunto la pubertà più tardi degli altri ragazzi. Era timido con le ragazze della scuola perché la maggior parte erano più alte. Jaco e Calvin frequentavano la stessa scuola, ma non si conoscevano. L'unico loro incontro fu quando Calvin era matricola e Jaco al suo quinto anno di liceo: Calvin aveva urgentemente bisogno di fare pipì prima della lezione di algebra. Non conoscendo le regole non scritte dei bagni, andò in quello "riservato" ai fumatori: Jaco ed i suoi compagni videro il piccolo ragazzo e lo presero a calci e spinte, facendolo sbattere contro un armadio. Dopo questo incontro, Calvin promise a se stesso "un giorno ce la farò ad oppormi a quei ragazzi."

Il ragazzo si iscrisse all'università e si laureò in chimica. Era desideroso di imparare e la materia gli risultò di facile apprendimento. Appena laureato iniziò a lavorare presso il mio laboratorio di tossicologia. A quei tempi, nel laboratorio, stavamo conducendo dei test antidroga sui lavoratori. Il compito di Calvin era quello di gestire quotidianamente centinaia di campioni di urina, caricandoli sugli strumenti dedicati a queste specifiche analisi. Si sentiva troppo qualificato per fare questo lavoro così semplice, ma da qualche parte doveva pur cominciare. La parte peggiore era il pessimo odore; qualche volta accidentalmente si versava un po' di urina sui vestiti, ma fortunatamente aveva una doccia nel laboratorio ed un cambio a portata di mano. Avendo capito che Calvin era preparato ed attento nel lavoro, decisi di fargli fare carriera.

Dopo qualche anno gli chiesi: "Perché non torni a studiare per prendere una laurea specialistica in medicina forense che si interessa anche dei test antidroga sui lavoratori? Potremmo affidarti lavori più interessanti e più adatti al tuo talento." Con questo incoraggiamento, Calvin si iscrisse a una scuola serale mentre passava il giorno a lavorare nel laboratorio. Quando, due anni più tardi, prese la specialità, lo incaricai di occuparsi della refertazione: il suo nuovo compito era quello di valutare e refertare i risultati degli esami tossicologici. Ormai non era più la persona introversa e timida che avevo conosciuto da giovane; incontrò una ragazza, si sposò, ed ebbero una figlia, Jenny.

*

Il campione di urina di Jaco fu inviato come sempre al laboratorio per le analisi. Senza saperlo, Calvin era stato coinvolto nell'esame delle urine di Jaco per anni: tutti i campioni erano, infatti, identificati soltanto da numeri: il campione di Jaco riportava nell'etichetta solamente il numero #32449. Esaminando i dati del giorno, Calvin notò che un campione, anche se negativo, era appena al di sotto del cut-off per THC, ossia il delta-9-tetraidrocannabinolo, che è il principio attivo della marijuana. Il campione conteneva anche un basso livello di creatinina che è un normale componente dell'urina, ed un basso valore può indicare che l'urina è stata diluita da un'assunzione di fluidi maggiore del normale. Calvin tornò a controllare i vecchi dati registrati e trovò che il #32449 dava costantemente questi risultati. Venne nel mio ufficio e mi mostrò quello che aveva scoperto.

40

Gli dissi: "Alcune persone assumono farmaci o presentano componenti nelle urine che possono causare una falsa positività al test del THC. Il nostro cut-off è in grado di distinguere tra ciò che è veramente positivo e le interferenze; inoltre, le persone possono avere piccole quantità di marijuana nelle urine anche a causa di esposizione passiva. Calvin, non vorresti refertare un risultato positivo solo perché qualcuno aveva partecipato ad un concerto rock, ed essere stato esposto alle inalazioni di altri fumatori. Non credi?"

"Penso di no" rispose, ma Calvin non era soddisfatto. Come avrebbe potuto #32449 partecipare ad un concerto rock tutte le volte che doveva fare il test antidroga? Anche se sapeva che non era consentito dal protocollo, decise di conservare un campione di urina di #32449 in disparte nel congelatore. Lo recuperò un giorno che io ero assente dal laboratorio: aprì il contenitore e lasciò il campione a temperatura ambiente per permettere l'evaporazione dell'acqua. Quando quest' urina concentrata fu rianalizzata risultò positiva. "Ti tengo d'occhio #32449" disse tra sè e sè, gettando via il campione.

Jaco non aveva mai avuto problemi con il rinnovo del permesso di guida e, quindi, lo incaricarono di trasportare i ragazzi della sua vecchia scuola. Erano per lo più matricole e ragazzi del secondo anno che non avevano ancora la patente o i cui genitori non potevano permettersi di acquistare loro un'auto. Aveva all'incirca dieci anni più di loro ed era considerato come il Fonzie di Happy Days, il mitico autista. Doveva sottoporsi nuovamente ai test periodici delle urine, ancora con il numero #32449. Ormai era stanco di bere liquidi in eccesso prima degli esami e imparò a conoscere i prodotti capaci di adulterarli. Acquistò dell'urina sintetica da internet nella speranza di migliorare la tecnica. L'urina sintetica era un adulterante dei test delle urine, disponibile in commercio: consisteva in una fiala contenente un'oncia di liquido giallo che arrivava tramite posta in un pacco senza contrassegno. Le istruzioni d'uso consigliavano di aggiungere il liquido nel proprio campione di urina nel bagno e prima di consegnare il campione. L'urina sintetica ossidava le droghe ad altri componenti, così da produrre dei falsi negativi nei test antidroga. Jaco provò l'efficacia dell'urina sintetica con il kit urine che aveva a casa: per la marijuana funzionava. In seguito, iniziò a sperimentarla anche con l'eroina: funzionava anche con questo tipo di droga. Jaco andò su internet e acquistò l'adulterante necessario per tre anni dei test antidroga trimestrali.

Rientrando in laboratorio, Calvin notò che c'era qualcosa di diverso nelle urine di #32449. Il precedente campione di urina era inodore e incolore, un risultato della diluizione della sua urina. Questo campione invece non aveva più un valore vicino al cut-off e presentava un colore giallo molto più intenso. Anche il livello della creatinina era dentro i limiti di normalità. Calvin pensò che #32449 si fosse riabilitato e fosse finalmente pulito. Ma poi rifletté: "Non abbocco. Questo sta usando un altro trucco." Per suo sfizio, andando totalmente contro le regole, Calvin prese una soluzione di THC e la aggiunse ad uno dei precedenti campioni di #32449 risultati negativi. Con stupore, il test ripetuto rimase negativo, anche se l'aggiunta di THC avrebbe dovuto produrre un risultato positivo.

"Ha sicuramente utilizzato un nuovo trucco" pensò Calvin. "Per risolvere il problema, devo riuscire a pensare come fossi un drogato che cerca di nascondere la sua dipendenza. Cosa farei nei suoi panni? Calvin sapeva che i soggetti che dovevano fare il test andavano in bagno da soli e senza testimoni; pensò che forse #32449 aggiungeva qualche sostanza per invalidare il suo esame. Così andò su Google e scrisse "adulterazione ed esami delle droghe nelle urine." C'era un kit per l'urina sintetica. Dopo aver letto come agiva questo adulterante, Calvin entrò direttamente nel mio ufficio. "Abbiamo il permesso di analizzare i campioni sospetti per presenza di adulteranti?" chiese, mostrandomi l'articolo Internet. Enfaticamente risposi: "Al momento, non possiamo farlo: potrebbe essere interpretato come una caccia alle streghe. Io faccio parte di un gruppo, con altri tossicologi, che sta cercando di modificare il regolamento per l'analisi di questo tipo di esami. Per adesso, però, dobbiamo stare attenti e non fissarsi su una singola persona." Calvin frenò la lingua e tornò mestamente nel suo ufficio.

Circa due anni più tardi, il fervore sulle pratiche di adulterazione portò a cambiamenti nella politica federale sugli esami anti-droga. Ai laboratori fu dato incarico di controllare eventuali prove di adulterazione. La nuova legge disponeva che fossero eseguite le analisi su tutti i campioni di urina, non solo su quelli sospetti. Per le persone sottoposte ad analisi, un'individuazione positiva di adulteranti era peggiore di una positività alla droga, perché equivaleva ad una frode. Il laboratorio sviluppò dei test per le adulterazioni, compreso quello per l'urina sintetica.

Calvin non vedeva l'ora che #32499 inviasse un altro campione di urina. Nel frattempo, Jaco aveva saputo del cambiamento delle regole. Sapeva che doveva sospendere l'uso dell'urina sintetica. "Ora cosa posso fare?" chiese al suo compagno di stanza. La posta in gioco era alta. Interruppe l'uso della marijuana, ma iniziò ad assumere regolarmente eroina. Come la maggior parte dei tossicodipendenti, doveva assumerla quasi ogni giorno e non poteva farne a meno. Cominciò anche ad essere l'autista dei bambini delle scuole elementari. All'insaputa di Calvin, sua figlia, Jenny, era una delle passeggere giornaliere di Jaco.

Due mesi dopo che le nuove regole sulle analisi delle droghe erano entrate in vigore, sul tavolo di Calvin arrivarono i risultati delle urine di #32449: il campione era positivo per la morfina, un metabolita dell'eroina.

"Finalmente lo abbiamo beccato", mi disse Calvin il giorno stesso. "Ora possiamo procedere per via legale"

Risposi: "Questa è la prima infrazione che commette ed avrà la possibilità di difendersi. Questa storia non è ancora finita."

Jaco fu interrogato da ufficiale della revisione medica (MRO) e spiegò che i suoi controlli tossicologici erano negativi da dieci anni, e che probabilmente si trattava di un grossolano errore di laboratorio. Aveva visto un episodio televisivo di Seinfeld e si era ricordato che Elaine aveva ricevuto un risultato positivo a causa di una ingestione di semi di papavero, che contengono morfina. Fece osservare in tono falsamente innocente al MRO: "Ho mangiato una ciambella con semi di papavero ieri. Potrebbe avere avuto qualche effetto sull'analisi?"

L'MRO rispose: "Sì, è ampiamente dimostrato che i semi di papavero contengono morfina. Raccomanderò alla compagnia di autobus di tenerla sotto controllo. Da adesso in poi però dovrà sottoporsi ai controlli antidroga ogni mese e gli stessi saranno eseguiti senza preavviso. Inoltre sarà prevista la presenza di un testimone al momento della raccolta dell'urina nel contenitore. Se stai facendo il furbo, è meglio che ti ripulisca velocemente, amico."

Appresa la decisione dell'udienza del MRO sul caso di #32449, Calvin fu preso da un impeto di rabbia nel venire a sapere che era stato semplicemente messo in guardia. Cercare di dimostrare che #32449 era un tossicodipendente, divenne così la sua ossessione. Dopo alcuni giorni di ricerca, si imbatté in un articolo di un giornale di tossicologia per ricercatori dell'Università del Connecticut: gli investigatori avevano dimostrato che negli esami delle urine la presenza di tebaina poteva essere utilizzata per confermare l'ingestione di semi di papavero. La tebaina è un alcaloide contenuto nei semi di papavero, ma non nell'eroina di sintesi. Eccitato, Calvin mi mostrò l'articolo e chiese se il laboratorio potesse testare le urine di #32449 per la tebaina.

"No Calvin", risposi, "Stai personalizzando troppo questo caso. Se non lasci perdere, potresti essere sottoposto ad un'azione disciplinare." Ma Calvin disobbedì. Preparò un test per la tebaina ed esaminò le urine di #32449 senza che io lo sapessi e gli dessi il permesso. Come aveva sospettato, il risultato fu negativo: aveva le prove che #32449 mentiva.

"L'ho beccato, accidenti!" disse a se stesso. "E' un drogato!"

La settimana successiva, Jaco andò al lavoro guidando lo scuolabus. Aveva appena assunto una dose di eroina. Era una giornata piovosa e la sua vista era offuscata anche a causa dell'assunzione della droga. Sterzò violentemente invadendo la corsia opposta ed andò a sbattere frontalmente contro un'auto nella quale viaggiavano una donna e un bambino. I bambini sul bus furono sbalzati in avanti: non avevano le cinture di sicurezza.

Ci furono forti urla seguite da pianti. Miracolosamente, né lui né i bambini del bus si ferirono seriamente. Però la donna e il bambino dell'auto morirono entrambi sul colpo: la loro auto era stata schiacciata dal bus che procedeva a forte velocità.

Calvin sentì la notizia alla radio e si preoccupò: il bus stava trasportando i bambini dalla scuola di Jenny. Un brivido gli corse lungo la schiena. Freneticamente corse nel suo ufficio per prendere il suo cellulare, ma si ricordò che sua moglie aveva portato Jenny dal dentista e quindi Jenny non sarebbe andata a scuola: lei non era sul bus. Una piccola folla, nel laboratorio, si era riunita nella sala pausa dove la televisione locale stava trasmettendo la notizia. Il canale aveva interrotto la puntata giornaliera di una serie televisiva. Pochi minuti più tardi, il cellulare di Calvin, inaspettatamente cominciò a squillare. Era la polizia.

*

I test per l'adulterazione eseguiti dai laboratori di medicina legale continueranno ad evolversi e migliorare al fine di individuare i sistemi di elusione nei test antidroga. Sfortunatamente, anche i chimici "clandestini" si evolvono attraverso lo sviluppo di nuovi agenti adulteranti che sono progettati per mascherare i risultati dei test antidroga. Le contromisure dei test di adulterazione fanno inoltre aumentare i costi per analizzare le droghe stesse.

Io credo che, oggi, le leggi federali contengano una buona dose di ipocrisia sui test antidroga effettuati sul posto di lavoro negli USA. Da una parte, l'uso di droghe mentre si è sul posto di lavoro è un reato, dall'altra molti stati consentono che si producano prodotti appositamente studiati per permettere a qualcuno di superare il test antidroga. Inoltre, lo screening tossicologico urinario non è adeguato allo scopo. Per esempio, è stato disposto l'uso di test per la Fenciclidina, chiamata anche Polvere d'Angelo, ma ha poco senso visto il basso consumo di questa droga, mentre l'abuso di altre droghe, come l'Ossicodone, prosegue senza sosta. Mi sono ormai convinto che un solo test per la determinazione di un ampio gruppo di farmaci è impraticabile e costoso. Devono essere introdotti molti miglioramenti nella politica di queste analisi. Perché la polizia chiamò Calvin? Rileggete bene gli ultimi due paragrafi.

Gin alle prugne

****

Negli Stati Uniti un numero elevato di ricoveri ospedalieri è dovuto all'abuso di alcol che può risultare anche fatale in alcuni individui, in particolare adolescenti e giovani che bevono molto e sono alle prime armi con gli alcolici. Al Pronto Soccorso i pazienti si presentano spesso con stato mentale alterato, non sempre è possibile determinare se la condizione medica sia dovuta all'eccesso di alcol, all'assunzione di droghe o ad altre ragioni. L'etilismo è anche la causa più comune dei traumi nei pazienti coinvolti in incidenti stradali. Il mio laboratorio clinico è responsabile della determinazione della concentrazione di alcol nel sangue dei pazienti. La maggior parte di questi ritornano ad essere "normali" la mattina seguente al ricovero, quando i loro livelli etilici si sono abbassati. Il test dell'alcol in ospedale non viene eseguito per fini medico-legali, ma tuttavia i risultati delle analisi possono essere citati in giudizio dagli avvocati ed essere utilizzati nei procedimenti penali e civili. Mi è stato frequentemente chiesto di dare un'interpretazione dei risultati degli "alcol test" nei tribunali o tramite deposizione scritta.

Questi casi legali sono fastidiosi poiché a volte viene richiesto ai nostri tecnici di comparire in tribunale. Gli viene chiesto se quel giorno le procedure fossero state seguite più o meno correttamente, ma dal momento che eseguiamo quotidianamente migliaia di test, è impossibile ricordare un'analisi in particolare.

Così, di norma, mi presento io per spiegare le nostre politiche, le nostre procedure e, se posso, fornisco l' interpretazione dei risultati.

In tribunale, di solito, ai tossicologi sono poste tre domande:

1) "Se qualcuno beve una determinata quantità di alcol, quale sarà il picco di concentrazione alcolica?" Per rispondere a questo quesito abbiamo bisogno di conoscere altezza e peso della persona e la quantità di alcol consumato in un determinato periodo. In genere, una bottiglia di birra equivale ad un bicchiere di vino oppure ad un bicchierino di whiskey.

2) "Se il livello di alcol nel sangue al momento dell'esame era 0,10%, che concentrazione aveva due ore prima, per esempio al momento dell'incidente stradale?" Una volta che tutto l'alcol è stato assorbito nel sangue, si abbatte ad una velocità che varia da 0,015 a 0,020% all'ora, quindi questa risposta si riduce ad un semplice calcolo.

3) "La persona era alterata al momento del fatto o dell'incidente?" Questa è la domanda più difficile, perché l'alterazione può avvenire a diverse concentrazioni di alcol a seconda della genetica dell'individuo e della sua esperienza alcolica pregressa. Un esperto bevitore è in grado di gestirlo meglio di uno alle prime armi.

*

Nel caso di Olivia Schaefer, tutte queste questioni ed altre ancora, sono state poste alla mia attenzione in qualità di testimone esperto. La Dott.ssa Schaefer era una ginecologa neoassunta che lavorava in un poliambulatorio. Dopo una vacanza di tre giorni arrivò al suo ambulatorio e fu subito descritta dai suoi colleghi più anziani come "un po' fuori forma". Come molti medici che operano negli ambulatori di Ostetricia e Ginecologia, anche lei era stata coinvolta in cause legali per negligenza medica, dovute alla nascita di bambini con problemi fisici non diagnosticati. Nonostante il tasso di complicanze della struttura nella quale operava fosse inferiore alla media nazionale, questo tipo di cause contro i ginecologi era ormai una prassi. Il primario dell'ambulatorio, il Dr. Graham Heater interrogò la Dr.ssa Schaefer sul suo abuso di alcol.

"Ho bevuto tre bicchieri di vino a cena l'altra sera, ma da allora nient'altro" fu la risposta della Dott.ssa Schaefer.

Il Dott. Heater rispose: "Olivia, sai benissimo come e quanto il nostro ambulatorio viene controllato dalla compagnia assicuratrice. Le nostre tariffe sono salatissime. Per sicurezza, devo sottoporti all'alcol test prima che inizi qui il tuo lavoro."

"Non ho niente da nascondere, per favore facciamolo" fu la risposta della Dott.ssa Schaefer.

Fu chiamato un tecnico esperto per eseguire il test. Nella privacy di una stanza dedicata agli esami, fu chiesto ad Olivia di soffiare nello strumento. Dopo un minuto il risultato letto fu 0,035%.

"Ci deve essere qualche errore. Non ho bevuto niente oggi. Possiamo ripetere il test?" disse la Dott.ssa Schaefer

"Ha usato un collutorio oggi?" chiese il tecnico.

Lei rispose: "Si, come faccio ogni mattina."

"La nostra procedura prevede di aspettare 15 minuti prima di ripetere un test. In questo modo, ogni traccia di collutorio sarà scomparsa" disse il tecnico.

Ad Olivia fu chiesto di aspettare in una sala d'attesa e di non bere nulla durante questo periodo. I suoi appuntamenti furono coperti da altri membri dello studio. Quando il test ripetuto diede lo stesso risultato, fu avvertito il Dr. Heater.

"Olivia, i nostri contratti con l'assicurazione prevedono una politica di tolleranza zero per quanto riguarda l'uso di alcol. Chiunque sia sopra lo 0,02% deve essere sospeso e i risultati riferiti alla Commissione Medica Statale." Ogni stato ha un'autorità medica di controllo per proteggere i pazienti da medici incompetenti o da quelli che hanno un'attività compromessa.

"Mi dispiace, ma devo rinviarla a casa. Avrà l'opportunità di discutere il suo caso con un ufficiale della revisione medica (MRO) diverso da quello con cui abbiamo il contratto. Possono sospendere la sua abilitazione medica o concederle un periodo di prova. Per favore, al momento non riveli nulla, ma può contattare il suo avvocato."

In lacrime, la Dott.ssa Schaefer lasciò l'ufficio e andò a casa. Dopo che si fu calmata, chiamò il suo avvocato, il Sig. Frank Kimball, e gli spiegò la situazione.

*

Frank rispose: "Una volta che l'abilitazione è stata revocata, è molto difficile ottenere il reintegro. Se realmente non ha bevuto alcol nelle ultime 24 ore, lei potrebbe essere una dei rari individui che sono metabolizzatori lenti delle sostanze d'abuso. Queste persone hanno una carenza dell'enzima del fegato che metabolizza l'alcol. Possiamo farle un esame per vedere se lei appartiene al piccolo gruppo di questi individui", disse ad Olivia. "Conosco al General Hospital un tossicologo che ci può aiutare."

Avevo già collaborato con Frank e lo consideravo un avvocato molto competente. Si vantava di avere una conoscenza in ambito medico superiore rispetto alla media ed all'università si era rivelato un ottimo chimico. Quando Frank chiamò, fui felice di lavorare ancora con lui. Una volta che mi ebbero informato sui fatti, suggerii di effettuare degli esami di approfondimento. Concordammo con Olivia che venisse in laboratorio a mezzogiorno, dopo aver bevuto tre bicchieri di vino nell'arco di un'ora. Non si trattava di una ricerca, ma piuttosto cercavamo di risolvere un problema medico-legale, e pertanto non era necessario ottenere il permesso del comitato etico. Quando arrivò, organizzai le cose in modo da avere a disposizione un'infermiera della terapia intensiva per posizionare nel braccio della Dott.ssa Schaefer un catetere venoso periferico, che avrebbe dovuto essere mantenuto per il resto del pomeriggio. Questo ci permise di prelevare il suo sangue ad intervalli di un'ora senza dover inserire nuovamente l'ago ogni volta. Alla Dott.ssa Schaefer fu chiesto di non assumere alcol, cibo o bevande per tutto il periodo dello studio. Furono raccolti cinque campioni di sangue dalle 13.00 fino alle 18.00, ed ognuno di questi campioni fu analizzato per l'alcol nel laboratorio. Il primo campione evidenziava una concentrazione di alcol pari allo 0,065%. Successivamente, il tasso alcolico nel sangue era sceso solamente di uno 0,003% all'ora, cioè un quinto rispetto alla percentuale normale.

"E' una metabolizzatrice lenta!" dissi al mio tecnico di laboratorio.

Lui subito replicò: "Come fa ad essere certo che lei non abbia bevuto qualche altro goccetto di bevanda per rallentare la diminuzione della percentuale di alcol?"

"Questo è possibile" risposi, pensando che il tecnico avesse posto una domanda molto intelligente. "Ma credo che sarebbe molto difficile riuscire ad assorbire un dosaggio di alcol tale da mantenere un costante calo del tasso alcolemico su 5 campioni." Se anche avesse bevuto, il suo metabolismo avrebbe dimostrato maggiori variazioni nel tempo."

Soddisfatto dell'evidenza che la Dott.ssa Schaefer era una metabolizzatrice lenta, chiamai Frank e lo informai della mia conclusione.

"Ti farà piacere sapere che la Dott.ssa Schaefer ha un metabolismo dell'alcol eccezionalmente basso." Poi gli diedi tutti i dati. "Se ha bevuto davvero solo tre bicchieri di vino la notte prima dell'esame, i risultati del nostro studio dimostrano che la mattina successiva avrebbe potuto davvero essere ancora positiva." Ma poi misi in guardia Frank: "i nostri risultati potrebbero essere insufficienti per far ottenere la revoca della sua sospensione da parte della commissione medica, poiché è stabilito che gli operatori sanitari autorizzati non dovrebbero avere alcun contenuto alcolico misurabile nel sangue mentre stanno assistendo i pazienti. Potremmo provare a sostenere che lei non è stata alterata da questa bassa quantità di etanolo ed il nostro lavoro dimostra che in effetti non aveva bevuto sul posto di lavoro."

Frank fu molto contento dei risultati e chiamò la Dott.ssa Schaefer per comunicarle le buone notizie. Poiché avevo già preso parte ai lavori di una commissione medica, pensavo che le avrebbero concesso un periodo di prova e mantenuto la sua abilitazione. Il consumo di alcol non è proibito e molti medici bevono birra o vino a cena, la sera prima di visitare i loro pazienti. All'udienza la Dott.ssa Schaefer fu reintegrata con la clausola di non dover consumare alcuna bevanda alcolica nelle 48 ore antecedenti alla visita dei pazienti. La commissione l'avvisò che in futuro un risultato positivo all'alcol, mentre era al lavoro, avrebbe comportato la revoca dell'abilitazione indipendentemente da quando era avvenuta l'assunzione. Il Dr. Heater avvertì ulteriormente Olivia che l'alcol test sarebbe stato fatto in caso di denuncia di un paziente o se vi fosse stata una qualche denuncia su procedure da lei eseguite.

*

Non pensai più al caso della Dott.ssa Schaefer fino a pochi mesi dopo quando un paziente arrivò al nostro Pronto Soccorso a seguito di assunzione di metanolo. A differenza dell'etanolo, piccole quantità di metanolo possono causare cecità ed anche morte se il paziente non riceve cure immediate. Il metanolo si trova nel liquido dei tergicristalli dell'automobile così come in altri liquidi e talvolta è consumato da alcolisti e senzatetto, qualora l'etanolo non sia prontamente disponibile. L'effetto tossico del metanolo si manifesta a causa dei suoi metaboliti: formaldeide e acido formico. Un modo per curare l'avvelenamento da metanolo è quello di somministrare Fomepizolo, un farmaco che blocca il metabolismo del metanolo attraverso l'enzima epatico alcol deidrogenasi, lo stesso enzima utilizzato per metabolizzare l'alcol etilico. Il paziente avvelenato dal metanolo fu trattato con Fomepizolo fino al suo pieno recupero.

Fu questo caso che mi indusse a riflettere se la Dott.ssa Schaefer avesse preso del Fomepizolo per ritardare la sua velocità di metabolismo prima di bere l'alcol per il nostro studio. Poteva non essere realmente una metabolizzatrice lenta e aver bevuto al mattino così da avere un risultato positivo. Dato che il mio laboratorio esegue anche analisi tossicologiche e che avevamo ancora in congelatore i campioni, potevamo cercare il Fomepizolo nel sangue della Dott.ssa Schaefer. Chiamai subito Frank, spiegai i miei sospetti e gli chiesi il permesso di effettuare l'analisi per questo farmaco, ma non ricevetti la risposta che speravo.

"Mi ha incaricato di seguirla per ottenere il reintegro; abbiamo svolto questo compito e non ho alcun obbligo di riaprire la questione" disse Frank.

Domandai: "Lei sa se la Dott.ssa Schaefer ha accesso al Fomepizolo o conosce questo farmaco?" Mi rispose: "Questa non è una commissione, ma un'udienza per l'abilitazione." Supplicai: "Puoi chiederle se ha assunto qualche farmaco prima di venire nel mio laboratorio per lo studio?".

Rispose: "Anche se glielo chiedessi, lei sa che la legge prevede il segreto professionale nel rapporto cliente-avvocato e non posso far rivelazioni sui contenuti delle nostre comunicazioni. Non è stata infranta nessuna legge, per cui non mi tirerò indietro".

Continuai a sostenere le mie preoccupazioni: "Ma se non fosse una metabolizzatrice lenta, potrebbe ubriacarsi sul posto di lavoro e, in questo caso, mettere a repentaglio la salute e la sicurezza dei suoi pazienti."

Rispose: "In ogni modo, lei non ha il permesso di riesaminare i suoi campioni, così oggi invierò un corriere per ritirare il residuo del suo campione di siero che avete ancora in laboratorio."

Questa situazione rappresentò un dilemma per me e per il mio laboratorio. Chiamai immediatamente gli avvocati del General Hospital e spiegai che si trattava di una questione di sicurezza. Essi dichiararono che non avevo nessuna prova reale che suggerisse che la Dott.ssa Schaefer stava imbrogliando. Pertanto le leggi sulla privacy medica prevalevano rispetto al desiderio di conoscere la verità, anche se la salute di qualche paziente sarebbe potuta essere a rischio. Fui obbligato a consegnare i campioni residui al corriere e mi fu detto che essi sarebbero stati immediatamente distrutti.

*

Kathie Bradie era una ragazza di sedici anni che usciva con l'amico di suo fratello maggiore. A lei il ragazzo piaceva molto, ma lui le faceva pressione per fare sesso. Poiché era ancora vergine, non era consenziente, ma un venerdì notte si trovò nelle condizioni di dover acconsentire perché se avesse continuato a rifiutare, lui avrebbe rotto la loro relazione che durava da tre mesi. Kathie insistette che lui usasse il profilattico ma sfortunatamente questo si ruppe e lei rimase incinta. Andando contro il volere della sua famiglia, cercò di abortire, e andò a trovare la Dott.ssa Schaefer. Olivia la notte precedente alla visita rimase fuori con il suo ragazzo fino a molto tardi e bevve fino alle 02.00 di notte. Quando andò al lavoro alle 08.00, Kathie era il primo appuntamento. Olivia fece un buon lavoro nel nascondere i suoi sintomi alle infermiere ed ai colleghi, ma aveva un terribile mal di testa, vertigini e nausea. Tuttavia, eseguì l'aborto su Kathie.

L'intervento non andò a buon fine. Kathie sanguinò copiosamente e fu ricoverata in ospedale. Il Dr. Heater, venne a conoscenza della situazione e la Dott.ssa Schaefer fu ancora sottoposta al test dell'alcolemia. Dato che risultato era 0,035%, contattò la commissione medica alla quale propose di revocare immediatamente l' abilitazione a svolgere la professione. Subito dopo l'udienza, il Dr. Heater licenziò la Dott.ssa Schaefer.

Quando venni a conoscenza del fatto, mi venne un forte mal di stomaco. Le lesioni di Kathie avrebbero potuto essere evitate se avessi reso noto il mio sospetto alla commissione medica.

57

Ripensandoci, avrei dovuto insistere con il suo avvocato, sostenendo il diritto di riesaminare il campione di sangue per una possibile adulterazione. Fortunatamente il sanguinamento di Kathie non fu grave e la ragazza si riprese senza ulteriori conseguenze cliniche.

Dopo questo caso, la mia relazione professionale con Frank Kimball come avvocato finì. Anche se capivo che il suo obiettivo principale era proteggere il cliente, lo ritenevo parzialmente responsabile delle lesioni fatte a Kathie. Lui non mi chiamò più per altri casi connessi con l'abuso di alcol.

*

Gli avvelenamenti da metanolo e glicole etilenico non sono frequenti, ma nemmeno rari. Tendono a manifestarsi nei mesi invernali, quando i pazienti senza dimora hanno bisogno di qualcosa per "allontanare il freddo". Questi alcoli tossici abbassano il punto di congelamento dell'acqua e permettono a questi soggetti di tollerare meglio le basse temperature invernali. Il Fomepizolo ha dimostrato di essere altamente efficace nel trattamento dei pazienti che abusano di queste sostanze. Il farmaco fu approvato dalla FDA come Orphan Drug Act. Questa registrazione consente un percorso più rapido e meno costoso in quanto le condizioni cliniche in cui viene utilizzato Fomepizolo non sono comuni e le spese per avere una completa approvazione del farmaco da parte dell'FDA sarebbero proibitive. L'alternativa meno costosa sarebbe somministrare alcol etilico per via endovenosa. Anche l'alcol etilico rallenta il tasso di conversione del metanolo e del glicole etilenico, poiché compete anch'essa con l'enzima alcol deidrogenasi. E' ironico pensare che un paziente assuma metanolo per sentirsi ubriaco e che l'alcol etilico inibisca la sua azione. Quando questi pazienti arrivano al Pronto Soccorso, viene loro fornito l'etanolo di cui hanno bisogno per sopravvivere, e così raggiungono l'obiettivo di essere intossicati dall'alcol.

L'abuso di alcol e della droga continua ad essere il principale problema per gli operatori sanitari. In particolare i medici conoscono le conseguenze negative sulla salute dell'alcolismo. Nonostante il ritiro della licenza a praticare la professione sia un'elevata posta in gioco, molti medici non riescono a resistere alla tentazione di bere. Molti fanno di tutto per nascondere la loro dipendenza. L'affermazione della Dr.ssa Schaefer e l'eventuale copertura del Fomepizolo furono particolarmente ingannevoli, se davvero assunse il farmaco. Non è chiaro se e come la Dr.ssa Schaefer avesse potuto conoscere il Fomepizolo poiché non è né una tossicologa, né una farmacologa. Ma ho scoperto, solo più tardi, che fece un anno di internato in un Pronto Soccorso prima di diventare ginecologa, e potrebbe aver conosciuto lì il farmaco ed approvvigionarsene un po' da una sua ex collega. La Dr.ssa Schaefer è entrata in un programma di riabilitazione di sostanze d'abuso e spera di poter ancora praticare un giorno la professione medica.

Il medico di campagna

Il Dott. Rupert Ford era il medico della cittadina di Red Plains, California, da 55 anni. Era nato alla fine del 1920, quando la città, nata per l'industria mineraria, era costituita da soli 500 abitanti. Col tempo, la popolazione crebbe fino a circa 2.000 residenti, ma era ancora in gran parte un piccolo centro agricolo e tutti si conoscevano molto bene. Il medico era conosciuto come "Doc Ford" o solo "Doc". Consci del fatto che Red Plains aveva così pochi abitanti, in città si consideravano fortunati ad avere un medico a loro disposizione, così da non aver bisogno di viaggiare per ricevere le prime cure. Doc aveva fatto nascere molti residenti, o almeno era stato coinvolto nel parto e, come ben sapevano i cittadini più anziani, aveva fatto nascere quattro generazioni. Sebbene avesse da poco passato l'ottantina, la sua mente era ancora molto lucida e la sua esperienza permetteva di diagnosticare molte malattie.

Diceva ai suoi pazienti: "Non ho bisogno della maggior parte delle costose indagini di cui ora necessitano i giovani medici. Io faccio affidamento su queste mani, queste orecchie e questi occhi, e sulla materia grigia dentro questa testa."

Il Doc Ford aveva molte ragioni. Con il suo stetoscopio avrebbe potuto percepire il minimo soffio del cuore o lo scoppiettante suono del polmone. Le sue dita avvertivano i più piccoli noduli come i primi segni di un cancro. Altri medici che si erano formati con lui si erano stupiti di ciò che avrebbe potuto rivelare un esame fisico ben condotto ed un test di laboratorio di base quando fossero eseguiti ed interpretati da un medico esperto. Una delle doti migliori del Doc Ford era il suo giudizio clinico: sapeva capire quando erano presenti condizioni serie che richiedevano cure mediche più specialistiche, ed in questi casi inviava i pazienti ai colleghi medici di una "grande città". Quando i pazienti non avevano gravi malattie, avrebbe detto loro di andare a casa e riposare.

"Togli di mezzo lo stress e lascia che il corpo guarisca da solo" diceva, da grande sostenitore della medicina olistica. "Mangia bene, riposa tanto e fai esercizio fisico, libera la mente da inutili confusioni" avrebbe detto, in questi casi, ai suoi pazienti. "Per quanto vi è possibile rimanete lontani dall'alcol." Quest'ultimo era probabilmente il miglior consiglio.

Esercitava la professione in un piccolo studio nel centro della città, con una segretaria, Priscilla, e un'infermiera, Betty Johnston che lavorava con lui da più di 25 anni. Priscilla era la figlia maggiore e aveva iniziato da meno di due anni. Era abituato a chiedere ai suoi pazienti che lo pagassero in contanti, facendo credito, se necessario, nei loro negozi o nelle sedi delle loro attività. Tuttavia, fu poi obbligato a passare attraverso il canale assicurativo per il rimborso dei suoi servizi. Di tanto in tanto, faceva qualche visita a domicilio, per pazienti che non avevano l'automobile e non potevano recarsi al suo studio. Per mantenersi aggiornato sulle competenze mediche, Doc Ford trascorreva ogni mese alcuni giorni presso il Pronto Soccorso dell'Ospedale Collinsville, l'ospedale più vicino a Red Plains a circa 40 miglia di distanza.

Doc era sposato da 35 anni. Lui e la moglie avevano tre figli, ciascuno dei quali si era sposato e trasferito nelle città vicine. Doc e sua moglie andavano a visitare i loro nipoti e pronipoti solamente in qualche occasione. Ma successivamente, sua moglie era morta, e così da dieci anni lui viveva solo in un appartamento a pochi isolati dallo studio, per cui ogni mattina andava al lavoro a piedi.

*

Connor e Andrea Mateo erano cresciuti entrambi a Collinsville, ma si erano trasferiti a Red Plains subito dopo il loro matrimonio. Si erano conosciuti al liceo tramite la sorella minore di Connor. Lui aveva quattro anni più di Andrea ed era stato a Red Plains molte volte. Era solito giocare a baseball contro la squadra dei liceali della città. Andò all'università e si laureò in economia. Andrea aveva appena finito il liceo quando si sposarono. Lei non era una studentessa brillante e non aveva l'ambizione o i soldi per andare all'università. Subito dopo il matrimonio, Connor iniziò a lavorare in una delle banche locali di Red Plains mentre la moglie rimase a casa. Cercarono di avere un figlio e ci riuscirono molto presto: Andrea rimase incinta dopo quattro mesi dal trasferimento nella cittadina. Lei si prese molta cura di sè durante la gravidanza, non fumò mai sigarette e non bevve alcolici e fu seguita da una clinica ostetrica a Collinsville.

Peggy-Sue Mateo nacque durante l'estate. Era nata quattro settimane prima del termine e pesava appena 1,474 kg. Alla nascita soffrì di ittero neonatale e fu tenuta per tre giorni in un'incubatrice, ricevendo una terapia a base di luce ultravioletta, cura comune per i neonati prematuri. Questa luce riduce la pigmentazione gialla che si forma nella pelle a causa della bilirubina, un prodotto della degradazione dell'emoglobina. La piccola sviluppò anche una sindrome da distress respiratorio del neonato dovuta ad un'insufficiente produzione di surfactante nei polmoni. Questa sostanza è essenziale per la funzionalità respiratoria, poiché consente l'espansione dei polmoni e contribuisce a mantenerne l'integrità. Entrambe le problematiche che Peggy-Sue manifestava erano dovute alla sua prematurità. Dopo due settimane di ricovero per i problemi respiratori venne dimessa. Il suo peso corporeo era però inferiore al 25esimo percentile.

Tre settimane dopo la nascita, Peggy-Sue manifestò disidratazione, febbre e un ritardo di crescita. I suoi genitori la portarono all'Ospedale di Collinsville: Doc Ford era il medico in servizio quel pomeriggio. Esaminò Peggy-Sue e le diagnosticò un raffreddore. Prescrisse 1 ml di Bromatane da assumere ogni quattro ore. La neonata passò i giorni successivi in ospedale, dove gradualmente migliorò e fu dimessa. Il medico disse ad Andrea di continuare a dare Bromatane alla figlia dopo la dimissione.

Sette giorni più tardi, Peggy-Sue cominciò a diventare apatica, inerte e iniziò ad uscirle dal naso un liquido rosso. Andrea chiamò subito il servizio di emergenza medica, che cercò di rianimarla, ma purtroppo era troppo tardi. Il piccolo corpo di Peggy-Sue fu avvolto in una coperta e inviato all'obitorio. Connor fece del suo meglio per consolare il dolore di sua moglie.

Poiché la morte era avvenuta improvvisamente, fu ordinata l'autopsia che fu eseguita dai patologi dell'ufficio medico legale del paese. Non c'erano anomalie fisiche nel corpicino, tranne che era molto piccola per la sua età e furono ordinati dei test tossicologici. Quando i risultati arrivarono pochi giorni dopo, rivelarono la presenza di Pseudoefedrina e Bromfeniramina, come atteso visto che le era stato prescritto il Bromatane, ma le concentrazioni erano tossiche, 755 e 68 ng/mL, rispettivamente. Il patologo stabilì che il farmaco utilizzato contro il raffreddore aveva probabilmente contribuito alla sua morte.

Il funerale ebbe luogo tre giorni dopo a Red Plains. La maggior parte della città andò a dare l'ultimo saluto alla bambina, inclusi il Doc Ford ed il personale del suo studio. Nessuno sembrava incolparlo della morte di Peggy-Sue. Era una comunità molto legata che sapeva proteggere i suoi abitanti ed il medico era considerato un famigliare da tutti i cittadini di Red Plains: aveva fatto nascere molte vite in quella cittadina, e ne aveva salvate molte altre.

Dal momento che Connor Mateo non era cresciuto a Red Plains, non aveva lo stesso atteggiamento nei confronti del medico di paese. Contattò Dennis McCaffrey, un avvocato di Collinsville, per avviare una causa di negligenza per la morte di sua figlia. Quando si sparse la voce che l'uomo aveva incaricato qualcuno di indagare sulle procedure cliniche del Doc Ford, la gente iniziò di nascosto a parlar male di Connor. I colleghi della banca iniziarono a trattarlo con freddezza. "Come può pensare che il Doc sia la causa della morte della piccola?" disse uno di loro ad un altro cittadino.

"A mia figlia fu prescritto un dosaggio standard?" chiese Connor all'avvocato McCaffrey nel suo ufficio.

"Questo è quello che dovremo scoprire. Contatterò dei pediatri non residenti a Red Plains per accertarmene. Conosco anche un tossicologo del General Hospital che potrebbe essere in grado di darci un'opinione sui livelli delle sostanze identificate nel sangue di Peggy-Sue", disse McCaffrey.

Ricevetti la chiamata dell'avvocato e decisi di accettare il caso. Essendo padre di tre bambini, questi casi erano per me particolarmente dolorosi. Vi erano stati altri casi di medici che utilizzavano indiscriminatamente dei farmaci da banco in età pediatrica pensando che fossero sicuri.

"Neonati e bambini sono particolarmente difficili da gestire dal punto di vista terapeutico", ci disse l'esperto in pediatria al quale si era rivolto McCaffrey. "I farmaci somministrati agli adulti ed ai bambini più grandi devono essere utilizzati con grandissima cautela. A volte è meglio che il bambino sia idratato piuttosto che trattato con farmaci, e si lasci che il raffreddore faccia il suo decorso. È comunque un equilibrio delicato" concluse.

Poiché mi interessavo di farmacologia, mi aggiunsi alla discussione. "Mentre è vero che i lattanti e i bambini piccoli metabolizzano più velocemente i farmaci rispetto agli adulti, per cui è necessario somministrare dosi più elevate per unità di peso corporeo, è esattamente l'opposto per i neonati prematuri. Dal momento che i loro enzimi del fegato non sono ancora completamente sviluppati, sostanzialmente necessitano di dosi più basse rispetto ai lattanti. Nel caso di Peggy-Sue, sappiamo che era prematura di quattro settimane ed è morta dopo quattro settimane di vita; quindi era in pratica una neonata, non una bambina di un mese."

I dati tossicologici post-mortem mi furono inviati per una valutazione. Dopo aver analizzato la letteratura, comunicai a McCaffrey che la concentrazione di Pseudofedrina era all'interno dell'intervallo da 700 a 13,000 riportato per altri decessi e anche la concentrazione di Bromfeniramina era ai livelli inferiori dell'intervallo segnalato in morti precedenti: 50-900.

"Penso che abbiamo in mano dati sufficienti per andare

in giudizio", dissi. A McCaffrey sembrava che questo caso fosse abbastanza semplice. Il "Physicians Desk Reference text", un autorevole testo di terapia, riporta: "Non utilizzare il farmaco (Bromatame) nei bambini nati prematuramente e nelle madri che allattano." Così fu molto sorpreso quando l'avvocato difensore, Jerry Singleton, rifiutò l'offerta di risarcimento e optò invece per un processo con giuria.

"Jerry ha qualche carta nella manica", mi disse McCaffrey. C'erano solo pochi uffici legali nelle vicinanze di Red Plains, quindi ogni avvocato conosceva gli altri e si erano già affrontati parecchie volte.

La difesa assunse come testimoni i loro esperti farmacologi per confutare le conclusioni fatte dai medici legali. La Dr.ssa Hannah Steffen era una professoressa di farmacologia. Durante una deposizione nel pre-dibattito disse: "Data l'emivita dei due farmaci, Pseudoefedrina e Bromfeniramina, la loro quantità trovata al momento della morte della bambina non poteva essere il risultato del dosaggio prescritto. Dobbiamo quindi concludere che la sig.ra Mateo abbia somministrato alla sua bambina delle dosi supplementari di farmaci che hanno portato alla morte di Peggy-Sue."

"Dr.ssa Steffen, Andrea Mateo ha negato decisamente di aver somministrato alla sua bambina farmaci non prescritti dal Doc Ford. Abbiamo la bottiglia originale contenente il farmaco prescritto per Peggy-Sue e possiamo provare che le dosi somministrate sono corrette" replicò McCaffrey.

"Questo non esclude la possibilità che abbia ottenuto farmaci da altre fonti" disse la Dr.ssa Steffen.

"Red Plains è una piccola città", replicò McCaffrey;

"abbiamo verificato in tutte le farmacie dell'area per vedere se c'erano registrazioni dell'acquisto di Bromatane da parte della famiglia Mateo. In presenza della polizia di Red Plains, abbiamo inoltre cercato in casa della famiglia se ci fossero eventuali altre bottiglie di Bromatane e non ne sono state trovate."

Rispose la Dr.ssa Steffen: "Non stiamo insinuando che la famiglia abbia dato alla bambina più Bromatane, ma piuttosto che le sia stato somministrato un farmaco che conteneva solo Pseudoefedrina. Il suo livello nel sangue post-mortem era sproporzionalmente più alto rispetto a quello della Bromfeniramina. Inoltre, la tossicologia forense non ha individuato la presenza di Destrometorfano. Se ci fosse stata un'overdose del Bromatane che le era stato prescritto, dov'è il terzo farmaco?"

Dopo la deposizione, McCaffrey mi chiamò per discutere questo nuovo sviluppo. Mi disse: "Non possiamo andare a processo perché perderemo la causa. Come possiamo controbattere questa argomentazione?"

Risposi: "Devo controllare i dati originali del laboratorio per vedere se c'è qualche presenza di Destrometorfano nel sangue post-mortem di Peggy-Sue. Potrebbe essere che la concentrazione fosse molto bassa e che il laboratorio non l'abbia segnalata."

Il patologo dell'ufficio di medicina legale aveva mandato il sangue post-mortem ad un laboratorio di tossicologia che effettuò i test. Conoscevo il direttore del laboratorio, così lo chiamai per avere informazioni sulla strumentazione che utilizzavano e sui dati che erano stati ottenuti. L'analisi fu effettuata con un gas cromatografo abbinato allo spettrometro di massa. Nella revisione vidi che c'era un segnale in più che poteva essere dovuto al "terzo" farmaco. Chiesi al laboratorio di riesaminare i dati per la presenza di Destrometorfano. Il direttore del laboratorio mi chiamò poche ore dopo e mi disse con imbarazzo che il laboratorio aveva fatto un errore trascurando la presenza di questo composto. Il suo laboratorio preparò e inviò via fax il referto corretto che indicava che il Destrometorfano era presente in concentrazione pari a 300 ng/ml. Ecco il terzo principio attivo contenuto nel Bromatane. E' sempre stato lì." ,dissi a me stesso. Un livello di 300 è considerato tossico. Nelle discussioni prima dell'avvio del processo, Singleton aveva sostenuto che il caso doveva essere spostato fuori dalla città. "Non saremo in grado di trovare una giuria imparziale in questa piccola città", argomentò. McCaffrey fu d'accordo ed il caso fu spostato a Fresno, in California. Il processo iniziò e l'avvocato del querelante presentò per primo il caso.

Fui chiamato al banco per testimoniare sull'analisi tossicologica. "Dal referto tossicologico rivisto e corretto, è evidente che il Destrometorfano era presente ad un livello tossico nel sangue di Peggy-Sue al momento della sua morte. Sappiamo che il tempo di dimezzamento dei farmaci somministrati ai bambini aumenta drasticamente rispetto agli adulti, in particolare quando si tratta di neonati prematuri. In altre parole, la quantità di farmaco che diminuisce perché eliminata dall'organismo è notevolmente ridotta, con un conseguente accumulo tossico. Abbiamo diverse prove che stabiliscono che Peggy-Sue era prematura al momento della sua nascita.

"Che cos'è questa prova?", chiese McCaffrey, conoscendo benissimo quella che sarebbe stata la risposta a questa domanda.

Continuai: "Primo, è nata quattro settimane prima del tempo ed il peso era molto basso. Secondo, aveva un'elevata concentrazione di bilirubina sierica, il che ha richiesto un trattamento con luce ultravioletta perché solo un fegato maturo riesce a metabolizzare la bilirubina. Terzo, è nata con la sindrome da distress respiratorio. Non aveva il surfattante necessario per respirare da sola".

Poi McCaffrey domandò: "La sig.ra Mateo ha testimoniato che non ha somministrato alla bambina nessun farmaco. Gli investigatori non ne hanno trovato altri nella sua abitazione. Andrea Mateo è inesperta e madre per la prima volta: non avrebbe mai e poi mai disatteso le prescrizioni mediche. Ipotizzando che queste informazioni siano accurate, dottore, ha un'opinione di come sia avvenuta la morte?"

"Un'overdose di Bromatane" conclusi.

L'avvocato difensore chiese al giudice una sospensione ed un incontro per discutere i termini con McCaffrey e la famiglia Mateo. L'illazione della difesa che fosse stata data a Peggy-Sue una dose più elevata di farmaco da parte di sua madre si era dimostrata falsa. McCaffrey chiese un buon risarcimento e Jerry Singleton convinse il Doc Ford ad accettare l'offerta.

"Abbiamo un'ulteriore richiesta", disse McCaffrey a Singleton. "Il Doc Ford deve cessare la sua attività di medico. All'età di 84 anni non è più in grado di proteggere gli interessi della comunità", dichiarò McCaffrey. Jerry Singleton fece un cenno di assenso con la testa. Non voleva che il medico curasse il suo bambino dopo questa esperienza.

Il Doc Ford realizzò che la sua azione aveva causato la morte di una povera bambina e disse alle sue collaboratrici, Betty e Priscilla, che doveva andare in pensione.

"E' il momento per me di lasciare che la prossima

generazione prenda il mio posto", disse. In realtà era già il momento che la nuova generazione di medici prendesse il suo posto. La difesa accettò i termini e il medico lasciò il suo lavoro. Sei mesi più tardi, la cittadina celebrò la vita e la carriera del Doc Ford. Migliaia di persone che aveva curato tornarono a Red Plains per i festeggiamenti. Fu una cerimonia che solo chi ha vissuto in una piccola città può apprezzare. Un nuovo medico venne in città due anni più tardi per rilevare l'attività del Doc Ford, che morì dopo un anno dal suo pensionamento come spesso accade alla gente che dedica la propria vita ad un solo scopo. Anche Joe Paterno, allenatore per più di 50 anni della squadra di calcio della Penn State University, morì poco dopo il suo licenziamento. Connor trovò un nuovo posto di lavoro presso una filiale della banca a Collinsville. Lui e Andrea si trasferirono lì ed ebbero un altro bambino due anni più tardi.

*

Il presupposto che un farmaco da banco sia sicuro non è corretto. In particular modo, se si disattendono le avvertenze riportate nel foglietto illustrativo all'interno della scatola. Vi è stata una crescente incidenza di decessi dovuti ai farmaci contro il raffreddore. Il dosaggio dei principi attivi in alcuni di questi farmaci è aumentato negli ultimi anni. Le etichette come "molto forte" e "sollievo veloce" stanno facendo diventare questi farmaci sempre più pericolosi per gli ignari consumatori, in quanto di solito contengono una concentrazione di farmaco superiore alla "quantità standard". Nella nostra società frenetica, la necessità ed il desiderio di "guarire in fretta" ha il suo prezzo e talora è molto caro..

I bambini prematuri sono una popolazione particolarmente vulnerabile a causa della lenta maturazione degli enzimi epatici. Attualmente non esistono test di laboratorio per valutare la velocità del metabolismo. *L'età gestazionale e cronologica sono gli unici indicatori della prematurità ma, nel migliore dei casi, sono approssimativi. Grazie ai significativi progressi nella cura medica neonatale, si riesce a far nascere un numero sempre maggiore di prematuri che sopravvivono nonostante la gestazione nell'utero sia sempre più breve. Le strategie mediche e terapeutiche previste per i neonati a termine non sono applicabili ai prematuri.*

L'abuso volontario di farmaci da banco è diventato un problema per gli adolescenti e i giovani adulti. I farmaci come il Destrometorfano sono facilmente reperibili e possono produrre forti allucinazioni. Negli USA, 41 stati hanno adottato una legislazione che rende più difficile l'acquisto di Pseudoefedrina dalle farmacie. Oltre a essere richiesta una corretta identificazione ed il monitoraggio degli acquisti, ci sono dei limiti sulla quantità che può essere acquistata. Attualmente, i laboratori clinici non eseguono test per la verifica dell'abuso di farmaci contro il raffreddore, pertanto ci si basa sulla presentazione clinica e sui campioni di urina testati dai laboratori di tossicologia di riferimento.

Fui rattristato per aver contribuito alla pensione forzata e forse in certo modo anche alla morte di un medico che aveva dedicato tutta la sua vita ai pazienti. E'molto difficile trovare nuovi medici disposti a vivere e a lavorare nelle piccole città, ed infatti c'è un enorme carenza di questi. Tuttavia, il medico, ormai anziano, non era più competente e per il bene della comunità era necessario un cambiamento.

Non si fa merenda con il Tasso

****

Lincoln "Skip" Hastings III era un uomo ambizioso, appartenente ad una famiglia molto influente, ad iniziare da suo nonno, Lincoln Hastings I, e suo padre, Lincoln Hastings II. Nel 1978, dopo che il Presidente Jimmy Carter legalizzò la produzione di birra da parte delle ditte private, il padre di Skip e suo nonno costituirono la Hastings Brewery, una delle prime birrerie degli Stati Uniti. Skip, a quei tempi, era un ragazzo. Dopo cinque anni, il nonno andò in pensione, e lo stesso fece suo padre dieci anni più tardi; così all'età di 33 anni, Skip divenne l'amministratore delegato della birreria.

Skip era sposato con Clara e aveva due figli, Lincoln Hastings IV, detto "Link", e Darrell. Vivevano in una bella casa nella periferia della città. Come suo padre, anche lui non trascorreva molto tempo con i figli, ma aveva già deciso che avrebbero preso il suo posto al momento del pensionamento. Quando Clara fu prossima ai quarant'anni, inaspettatamente, rimase incinta del terzo figlio, mentre Link e Darrell avevano rispettivamente 14 e 12 anni. A causa dell'età della moglie, il suo ginecologo, il Dott. Holly Wallace, le raccomandò di sottoporsi al test di screening prenatale per le malattie congenite per poter decidere se continuare o meno la gravidanza. Gli fu prelevato il primo campione di sangue quando la gravidanza era arrivata al secondo trimestre, e fu analizzato per il cosiddetto "tri test", ossia la determinazione di alfafetoproteina, estriolo non coniugato e gonadotropina corionica umana, o hCG. Questi esami valutano la probabilità che una donna abbia un bambino affetto da sindrome di Down, difetti del tubo neurale come la spina bifida o altre condizioni anomale dei neonati. Se il nascituro manifesta eventuali carenze genetiche, queste possono essere evidenziate da questi esami e si può decidere se continuare o meno la gravidanza. I risultati delle analisi di Clara indicavano un'elevata probabilità per sindrome di Down. Come passaggio successivo il suo ginecologo le consigliò l'amniocentesi per l'analisi cromosomica. Le fu infilato un lungo ago nello stomaco per prelevare una piccola quantità di liquido amniotico. Le analisi cromosomiche indicarono la presenza di un cromosoma X e un Y e confermarono che stava aspettando un altro maschio. Inoltre, sfortunatamente, aveva una "trisomia 21", cioè tre coppie separate del cromosoma 21.

"Cosa significa questo dato?" chiese Clara al Dott. Wallace. Skip era fuori città per un incontro d'affari e non era presente alla discussione.

"Significa che il suo bambino svilupperà la sindrome di Down" rispose il medico. "E' molto probabile che soffrirà di un certo grado di disabilità intellettiva e non sarà indipendente per gran parte della sua vita".

"Esiste una qualche cura?" chiese Clara, dato che non era sicura di voler crescere un bambino che avrebbe avuto un ritardo nello sviluppo e voleva così ricevere tutte le informazioni necessarie per poter essere in grado di prendere una decisione ponderata. Clara e Skip avevano avuto problemi coniugali prima di questa gravidanza. Ma lui aveva promesso a sua madre, prima di morire, che avrebbe tenuto comunque unita la sua famiglia.

"No, non ci sono cure" disse il Dott. Wallace. "Ma posso dirti che molti bambini con la sindrome di Down conducono una vita dignitosa."

Clara ringraziò il medico per averle dedicato del tempo per rispondere a tutte le sue domande, e lasciò lo studio. Chiamò Skip per dirgli la novità. Quando gli spiegò che loro figlio avrebbe potuto nascere con un ritardo mentale, Skip chiese delicatamente a Clara se sarebbe stata disposta ad abortire.

"Assolutamente no", rispose Clara. "Abbiamo i mezzi finanziari per far crescere ed avere cura di questo bambino. Non riuscirai mai a farmi rinunciare a lui." Questa sua reazione era dovuta al fatto che nutriva la speranza che questo nuovo arrivo li avrebbe avvicinati come un tempo, quando anche i figli precedenti erano piccoli. Ma la prospettiva di prendersi cura di un bambino con la sindrome di Down portò alla rottura definitiva del loro matrimonio.

Il resto della gravidanza di Clara fu deludente: Skip non volle più avere rapporti intimi con lei e iniziarono a dormire in camere separate. Lui si gettò sempre di più nel lavoro, e iniziò perfino a portare i figli con sè al lavoro. Clara partorì un bambino, che fu chiamato Willow, affetto da sindrome di Down

Contemporaneamente, Skip cominciò a frequentare Brea, la sua segretaria personale. La sua infedeltà non rimase segreta; lei era giovane e carina, e fece capire chiaramente a Skip che lo voleva tutto per sè. Viveva in un appartamento alla periferia della città, pagato da Skip, dove i due amanti si incontravano sempre più spesso Dopo qualche anno, Brea pregò Skip di divorziare da Clara, ma lui rifiutò.

Willow era un bambino felice ed amabile, anche se ritardato nello sviluppo psico-mentale: non cominciò a camminare prima dei due anni, e non parlò in modo convincente fino a tre anni. Clara cercò, senza successo, di inserirlo con gli altri bambini della sua età. Non era curioso di quello che lo circondava. Accettava sempre le cure che gli venivano assicurate, ma sembrava essere felice: non piangeva molto e non si lamentava. I fratelli maggiori avrebbero voluto giocare con lui, ma, man mano che crescevano, erano sempre più occupati con le loro attività ed avevano sempre meno tempo da dedicargli.

L'amore di Clara per Willow fu molto diverso da quello per gli altri figli. La sua presenza aveva riempito il vuoto lasciato dal fallimento del matrimonio e dall'uscita di case dei figli per frequentare l'università. Il destino volle, però, che a Clara comparisse un nodulo al seno che fu diagnosticato come cancro. Essendo molto impegnata con Willow, posticipò l'annuale screening mammografico, e la diagnosi arrivò troppo tardi. Le fu fatta una mastectomia parziale seguita da chemioterapia, ma il cancro aveva ormai dato metastasi al fegato. Prima di morire pregò Skip di un ultimo favore.

"Per favore non mandare via da casa Willow", disse. "Lui è felice qui. Questa è la sua casa. Non ha mai vissuto altrove, non ha conosciuto altri ambienti e sarà difficile per lui sopravvivere fuori da quest'ambiente domestico". Skip le promise che non avrebbe obbligato il loro figlio ad andarsene.

Skip fu sinceramente addolorato dalla morte di Clara. Anche se aveva capito che non sarebbe sopravvissuta al male, quando spirò, provò un dolore più intenso di quanto avesse pensato. Nei primi anni del loro matrimonio l'aveva davvero molto amata, ma la sua scomparsa aprì le porte a Brea. Skip assunse una donna per vivere con loro e prendersi cura di Willow. Skip e Brea aspettarono che passasse il periodo di lutto e poi si sposarono sei mesi dopo la morte di Clara. Brea non aveva intenzione di amare e nemmeno di conoscere Willow. Sperava di farsi anche lei una propria famiglia assieme a Skip. Così lo supplicò di portare Willow in una struttura dove erano ospitati altri ragazzi affetti dalla sindrome di Down.

"Willow non è felice qui da solo", disse "ha bisogno di vivere con altri ragazzi come lui. In quella struttura, hanno dei programmi particolari che possono soddisfare le sue esigenze." Tutto ciò non era vero: lei voleva solo mandarlo via per farlo uscire dalla loro vita. Skip non voleva infrangere la promessa fatta alla prima moglie, ma Brea disse: "Andiamo almeno a visitare l'istituto che ho trovato e che sarebbe proprio perfetto per Willow."

Così programmarono una visita alla Evergreen Home, una struttura specializzata per bambini con la sindrome di Down e autismo. Skip cercò informazioni su Internet che descriveva la struttura "di altissimo livello". I commenti scritti su Yelp erano del tipo: "Molto pulito", "Giardino perfettamente curato", "Molti spazi aperti affinchè i bambini possano correre" e, il più importante, "Gli ospiti sono accuditi in modo amorevole." Skip fissò un appuntamento e si incontrò con la Sig.ra Phyllis Hamilton, la direttrice. La famiglia mangiò insieme nella casa ed il cibo era eccellente. Alla mensa c'erano bambini di tutte le età, ed ognuno sembrava felice. Prima che Brea e Skip iniziassero a parlare con Phyllis, la direttrice si chinò verso Willow e gli chiese: "Tesoro, vuoi uscire a giocare con gli altri bambini mentre noi adulti parliamo?"

All'inizio Willow fu timoroso e si attaccò alle gambe di

Skip, ma quando vide gli altri bambini urlare e gridare mentre stavano giocando a nascondino, decise di unirsi a loro. Non appena Willow si allontanò, Phyllis descrisse la vita a Evergreen.

"Vigiliamo attentamente e controlliamo tutti i nostri ospiti. E' sempre presente un'infermiera ed un medico è reperibile 24 ore al giorno e visita regolarmente i bambini. Alcuni dei nostri ospiti hanno partecipato persino ai Giochi Olimpici per questa categoria speciale. Il nostro programma educativo ha avuto dei riconoscimenti per il suo approccio educativo volto a sviluppare le competenze professionali. Abbiamo un eccellente record di collocamento degli ospiti una volta raggiunta l'età adulta. Alcuni si sono perfino sposati."

Skip fu molto contento di quello che aveva visto alla Casa Evergreen, ma non volle prendere una decisione frettolosa; Phyllis non gli diede fretta e soprattutto non volle condizionarlo.

Gli disse, inoltre: "Lei è sempre il benvenuto, e può portare Willow quando vuole per far conoscenza con gli altri bambini. Se le fa piacere, possiamo anche organizzare un pigiama party. Come sempre tutto avverrà con un attento controllo e supervisione."

Così Skip lo portò presso la struttura altre tre volte nel corso dei mesi successivi. Ogni volta che facevano la visita, lui e Willow avrebbero voluto rimanere ancora un po' di più. Alla terza visita, Willow si fermò anche a dormire il sabato notte. Quando Skip tornò la domenica mattina per riprendere Willow, constatò che la visita era andata particolarmente bene. Willow era infatti impegnato a giocare con gli altri bambini.

"Oh, ciao papà. Questo è Peppy, un mio amico" disse Willow. Willow non diede segni di avere fretta di andare a casa.

Skip si era reso conto che Willow stava bene con gli altri bambini e che pian piano stava uscendo fuori dal suo guscio. Nel corso delle ultime visite alla casa, Willow era sempre più emozionato. Un giorno, ritornando a casa, Skip chiese al bambino, mentre Brea non era presente, se volesse vivere all'Evergreen Home insieme agli altri bambini.

"Verrai a trovarmi, papà?" chiese Willow.

"Naturalmente, ed anche Grandad, Link e Darrel verranno a trovarti" disse Skip.

"Va bene. Mi piace lì. C'è un ragazzo più piccolo di me che è diventato mio amico e stiamo sempre assieme".

"Willow, sei sicuro?" chiese Skip.

"Sì, sono sicuro. Cosa c'è per pranzo?" chiese Willow

Skip firmò le carte e Willow Hastings, che aveva compiuto nove anni di età, iniziò a vivere all' Evergreen la settimana successiva.

Skip cercò di mantenere la sua promessa al figlio. Visitò Willow tutte le volte che il lavoro glielo permise. Ma fu chiaro che l'Evergreen stava dando al figlio tutte le cure necessarie e che le visite di Skip, seppur gradite, non erano poi così necessarie. Nel frattempo, Brea rimase incinta e partorì due gemelle.

Willow visse all'Evergreen alcuni anni senza problemi. Poi un giorno, inspiegabilmente, mangiò delle foglie e dei fiori raccolti nel giardino. Era leggermente obeso, come lo sono molti bambini con la sindrome di Down, per cui il suo comportamento non era dovuto a malnutrizione o fame. Gli piaceva l'insalata e pensò che quelle piante decorative fossero commestibili. Nessuno dello staff vide il ragazzino mangiarle e così nessuno poté fermarlo.

All'inizio non ci furono conseguenze, ma in seguito

sviluppò forti crampi allo stomaco seguiti da una crisi epilettica. I custodi che videro la crisi, chiamarono immediatamente il medico per ricoverarlo subito in ospedale. La casa Evergreen chiamò anche Skip che li avrebbe raggiunti direttamente all'ospedale. Al Pronto Soccorso, l'elettrocardiogramma dimostrò che Willow aveva una tachicardia ventricolare; il suo cuore batteva ad un ritmo troppo veloce e poco dopo, si fermò. Gli furono immediatamente somminiustrati Epinefrina, Succinilcolina e Calcio. I medici tentarono di rianimarlo con il defibrillatore a 200, poi 300 ed infine a 360 joule, ma invano. Willow morì prima che suo padre e la sua matrigna arrivassero all'ospedale.

Il corpo di Willow fu inviato all'obitorio dove fu effettuata un'autopsia. Nei suoi polmoni trovarono un coagulo di sangue vicino all'arteria polmonare ed un altro nella gamba appena sopra il tendine di Achille. L'anatomopatologo concluse che Willow era morto per un embolo polmonare partito da un coagulo di sangue in una vena della gamba e risalito sino all'arteria polmonare.

Skip lesse il referto dell'autopsia. Si soffermò su quello che era stato trovato nello stomaco di Willow al momento della morte. Si leggeva: "Lo stomaco contiene circa 300 millilitri di fluido verdastro/marrone con frammenti di aghi sottili simili a quelli delle conifere e sostanze vegetali di colore verde scuro. Ci sono anche delle sostanze simili a bacche rosse. Il cieco contiene materiale fecale morbido verdastro con sottili frammenti verdi simili a sostanze vegetali." Poi lesse che un amico aveva visto Willow mangiare delle piante in giardino poco prima di morire.

Aver mangiato queste piante potrebbe aver causato la formazione del coagulo?" si domandò Skip. Fu così che decise di chiamare Duane McVey, un poliziotto in pensione che faceva l'investigatore privato.

"Voglio sapere che cos'è successo nella Casa, il giorno in cui è morto mio figlio" gli disse. E aggiunse: "Non sospetto alcun reato, ma ho promesso a sua madre che mi sarei preso cura di Willow prima che lei morisse, e sento di averla delusa."

Dopo aver accettato l'incarico, McVey requisì il verbale del medico del Pronto Soccorso, i documenti dell'ospedale e il referto autoptico. Quando lesse delle piante mangiate dal bimbo, andò all'Evergreen Home e parlò con Phyllis Hamilton. Skip, in particolare, voleva che McVey trovasse le piante che Willow aveva mangiato. L'avvocato e la direttrice interrogarono alcuni amici di Willow e uno di loro rispose che quel giorno lo aveva visto fuori in giardino. Il ragazzo li portò fuori nel cortile e mostrò loro la pianta. McVey fece una foto dell'arbusto, tagliò una parte degli aghi e staccò alcune bacche rosse prima di andarsene.

McVey chiamò Skip. "Sono riuscito a raccogliere alcune parti del cespuglio che suo figlio stava mangiando quando si è sentito male. Il giardiniere dice che si tratta di un Tasso Giapponese. Ho già contattato un tossicologo del General Hospital che sta lavorando sul caso."

"Proceda con la sua indagine", gli disse Skip.

Quando ricevetti la chiamata da McVey, ammisi che sapevo poco sui veleni vegetali, ma gli dissi che però avevo un collega presso il Centro Veleni che eseguiva questo tipo di esami. Io e McVey incontrammo così il Dr. Fran Mussa. "La sostanza tossica del Tasso Giapponese è un alcaloide chiamato Tassina" spiegò il Dr. Mussa, ed aggiunse: "Questa sostanza veniva utilizzata per la produzione del Paclitaxel, un farmaco chemioterapico. Questi composti vengono utilizzati in quanto sono altamente tossici per le cellule tumorali ma, purtroppo, anche per i tessuti sani. E' stato riportato in letteratura che le tassine possono provocare depressione respiratoria ed un rallentamento anomalo della frequenza cardiaca."

"Dottore, lui però ha avuto un aumento della frequenza cardiaca al momento della crisi che lo ha portato a morte", disse McVey.

"E sì, non sempre gli effetti sono uguali" disse il Dr. Mussa.

"Che cosa significa questo?" chiese McVey.

"Qualche volta la tossina può avere addirittura un effetto paradosso cioè esattamente il contrario di quello previsto", rispose il Dr. Mussa che poi, girandosi verso di me, aggiunse: "Se puoi dimostrare che Willow aveva un'elevata concentrazione di tossina A nell'organismo, questo ci potrebbe aiutare a chiarire se essa abbia contribuito davvero alla sua morte."

Contattai, perciò, l'ufficio del medico legale per vedere se ci fossero dei tessuti o dei fluidi corporei residuati dall'autopsia. L'assistente patologo mi disse che non erano state prese urine o pezzi del fegato, ma che erano state messe via solo alcune gocce di sangue. Cercammo di capire se la tossina fosse presente ma il materiale biologico su cui eseguire la ricerca non era sufficiente.

Inviai la relazione a Duane McVey, che trasmise questa informazione al padre di Willow. Nel mio referto scrissi: "Non possiamo provare il fatto che aver mangiato la pianta del Tasso abbia un diretto collegamento con la morte di Willow. Ma, dato che la Evergreen Home cura pazienti con varie disabilità, non ritengo fosse opportuna la presenza di piante di questo tipo nel loro giardino. Per questi pazienti, la geofagia o masticare materiali non commestibili, è un disturbo molto comune." Skip ringraziò entrambi per la nostra indagine.

Poi contattò la sig.ra Phyllis per comunicarle i risultati ottenuti e della presenza di un potenziale veleno nel giardino dell'Evergreen Home. E le disse: "Phyllis, la sua Istituzione si è presa buona cura di mio figlio, e per questo le sarò per sempre grato. Ma le suggerisco di togliere il Tasso Giapponese dalla sua proprietà, così che non vi siano più problemi per altri bambini. Il mio contabile le verserà un assegno di 100.000 $ come donazione all'Evergreen Home. Spero che lei userà parte del denaro per modificare il giardino attorno alla Casa." Phyllis gli fu grata per la donazione. Chiamò il giardiniere per togliere tutti i Tassi Giapponesi e sostituirli con palme e una fontana. L'area fu chiamata "Il giardino della tranquillità di Willow." Skip, Brea e le gemelle furono gli ospiti d'onore all'inaugurazione.

*

Oltre a certi funghi, ci sono parecchie altre piante velenose per l'uomo. Secondo il Rapporto Annuale 2009 dell'American Association of Poison Control Centers' National Poison Data System, le specie vegetali segnalate che più frequentemente hanno causato tossicità all'uomo erano 1) lo Spatifillo,; 2) la Fitolacca Americana, e l'Atropa belladonna; 3) le Tossicodendri, che comprendono l'edera velenosa e la quercia velenosa che appartengono alla famiglia dei Sommacchi. Altri piante contengono glicosidi cardiaci, colchico autunnale, ricino e abrina.

Anche il Tasso è una pianta tossica, nonostante siano molto pochi i decessi ad esso attribuiti segnalati al Poison Control Center. Mentre la tossina contenuta nel Tasso sembra essere più pericolosa per polli, cani e mucche che per l'uomo, gli aghi e i semi delle bacche della pianta sono molto tossici e possono produrre forte dolore gastrointestinale e convulsioni come nel caso di Willow. La geofagia è un comune disturbo psichiatrico caratterizzato da avere appetito per sostanze non nutritive, il che può portare a conseguenze cliniche gravi. Nei bambini con anomalie mentali si registra un' incidenza più elevata di geofagia. Per esempio, è stato registrato un avvelenamento da piombo perché un certo numero di bambini mangiava scaglie o lamine di vernice. Mentre il piombo è stato vietato nelle vernici per uso domestico nel 1978 dalla U.S. Consumer Product Safety Commission, ci sono ancora vecchi edifici e appartamenti le cui pareti sono coperte con pittura al piombo. Poiché l'incidenza dei difetti alla nascita aumenta notevolmente con l'avanzare dell'età, il tri-test è ampiamente usato come test di screening per le donne con più di 35 anni al momento del parto. Nel 2007 l'American College of Obstetrics and Ginecology raccomandò che a tutte le donne doveva essere offerta, come minimo, la possibilità di sottoporsi al tri-test. Questo ha dato alle donne più opzioni di scelta, dall'interruzione della gravidanza alla pianificazione per la cura del bambino. Alcuni laboratori clinici hanno aggiunto un quarto test su siero, chiamato inibina A, per migliorare il valore predittivo del tri-test, in particolare per la Sindrome di Down e della trisomia 18. Questi bambini, di solito, presentano ritardi nello sviluppo e possono mostrare, alla nascita, difetti strutturali a cuore, reni, e al tratto gastrointestinale..

Momentaneamente incapace

Rusty Witt era il bambino più intelligente della scuola: apprendeva tutto in modo spontaneo ed immediato. Suo padre attribuì la sua genialità alla memoria fotografica: poteva leggere una pagina di testo visualizzandola, scannerizzandola nel suo cervello e imparandola a memoria meglio di un computer. Poi, in qualsiasi momento, quell'immagine avrebbe potuto ritornargli in mente e lui sarebbe stato in grado di rileggerla ad occhi chiusi. Mitchell, il padre di Rusty, comprese già quando Rusty era piccolo che suo figlio aveva ricevuto alla nascita un dono speciale. Questa scoperta avvenne durante una vacanza della famiglia. Rusty aveva appena due anni e mezzo e stavano viaggiando in auto per cercare l'hotel. La madre del ragazzo, Regina, aveva ricevuto un opuscolo e lo stava facendo vedere al marito mentre erano fermi ad un semaforo.

Rusty, che era seduto in mezzo a loro, vide le figure e disse: "Mamma, abbiamo appena passato l'hotel." Poi cominciò a descrivere dove l'aveva visto e perfino i dettagli di quello che aveva visualizzato, compresi i colori dei fiori che adornavano l'entrata, il numero delle auto parcheggiate, e anche il numero delle finestre dell'hotel che si affacciavano sulla strada. La cosa sorprendente fu che Rusty aveva imparato a contare appena un paio di mesi prima. Quando arrivarono all'hotel, Mitchell fermò l'auto di fronte all'ingresso. Lui e la moglie impiegarono circa dieci minuti per verificare che tutto quello che Rusty aveva detto fosse completamente esatto; erano sbalorditi e per alcuni minuti rimasero senza parole.

Mitchell iniziò a balbettare e poi disse alla compagna: "Lì..., ah..., lì non ci sono fiori nella fotografia che hai e lui non poteva sapere quante automobili ci fossero nel parcheggio." Poi il padre si girò verso Rusty e chiese: "Figlio mio, come fai..., intendo..., mmh..., come hai fatto a sapere quante automobili c'erano nel parcheggio?"

"Le ho viste tutte e così sono riuscito a contarle, papà" disse il bambino.

"Ma noi stavamo andando veloci, caro. Non potevi avere il tempo di contarle" disse Regina.

L'auto di famiglia era nel viale d'accesso del parcheggio. "Posso vederle anche ora", disse il bambino "C'è un'auto blu dopo l'auto rossa, un camion, una piazzola vuota.

Da quel momento in poi, Mitchell e Regina scoprirono che il figlio sarebbe stato molto diverso dagli altri bambini. Quando ebbe 8 anni, si sedettero accanto a lui e gli spiegarono che aveva una speciale abilità che altri bambini, ma anche persone adulte, non avevano: poteva ricordare tutte le cose che riusciva a vedere. Gli spiegarono che doveva mantenere segreta questa dote, perché gli altri non avrebbero capito oppure avrebbero cercato di trarre vantaggio dal suo talento. Nonostante le sue grandi capacità vollero che lui avesse comunque un'infanzia normale e che conducesse una vita regolare. Mitchell pensò che il suo bambino fosse un tipo "alla Clark Kent", ma Rusty non veniva da un altro pianeta e non aveva i poteri di Superman. Aveva soltanto un cervello che pochi altri possedevano.

Il ragazzo continuò a dimostrare memoria fotografica per tutta l'infanzia. Obbedì al consiglio del padre e non si vantò mai per questo talento e nemmeno tentò di tranne beneficio per scopi diversi dallo studio. Voleva essere un ragazzo come gli altri, ma i suoi voti erano così elevati che fu in grado di saltare alcuni anni di scuola che sarebbero risultati superflui. Quando compì sedici anni era già pronto per andare all'università. Ebbe la possibilità di entrare in quella statale e, per festeggiare la sua ultima estate prima dell'inizio degli studi, i suoi genitori decisero di andare tutti assieme in vacanza in un'isola della Grecia. Prenotarono un tour privato e girarono lungo le spettacolari scogliere dell'isola. Rusty aveva visto le fotografie di quell'isola nel diario di viaggio e confrontava costantemente i suoi ricordi con quello che vedeva fuori del finestrino dell'auto.

"In realtà il mare ha una colorazione blu molto più intensa di quello che si vede nelle fotografie" disse a sua madre.

Pochi minuti più tardi, Rusty vide un'auto che piombava dritta contro la loro. "Attenzione!" urlò. L'autista sterzò a sinistra ed evitò il veicolo. Facendo così però la loro auto uscì fuori strada cadendo nella scarpata e rotolò su se stessa per tre volte prima di fermarsi. Tutti i viaggiatori andarono a sbattere più volte contro le pareti del veicolo: Rusty si ruppe alcune ossa, sia lui che l'autista subirono una grave commozione cerebrale e furono trasportati in ospedale. Purtroppo entrambi i genitori e la guida turistica furono schiacciati dal tetto dell'auto e morirono sul posto. Rusty restò privo di conoscenza per alcuni mesi, ricoverato in terapia intensiva in un ospedale greco. I costi sanitari furono pagati dalla polizza di assicurazione del viaggio. Quando uscì dal coma, ricordò l'auto che stava iniziando ad andare contro la loro, ma non la riusciva a collegare all'incidente. Quando gli dissero che i suoi genitori erano morti, entrò in una profonda depressione. Mentre Rusty era ricoverato nell'ospedale greco, ricevette la visita di suo zio Robert, il fratello maggiore di Mitchell, che divenne il suo tutore. Quando la salute del nipote migliorò, lo riportò in volo negli U.S.A. Il ragazzo visse a casa dello zio nei 12 mesi successivi per potersi riprendere completamente da tutte le ferite. Aveva subito la rottura di diverse costole e della clavicola. Posticipò l'inizio dell'università fino all'autunno successivo. L'università non ebbe alcun problema ad accettare il rinvio viste le circostanze. Sebbene le ossa fossero guarite dalle fratture, avrebbe comunque avuto bisogno di assumere per tutta la vita farmaci per curare un'emicrania cronica. La terapia sembrava assicurare, gradualmente, i risultati attesi e l'incidente non ebbe alcun effetto sull'intelligenza o sulla sua memoria. 15 mesi dopo il tragico evento, fu pronto per ricominciare gli studi. Lo zio Robert gli fece avere una vecchia automobile usata e gli disse che sarebbe potuto tornare a casa in qualsiasi momento. Rusty gli fu grato per l'aiuto dato. Quando finalmente andò all'università, a 17 anni, era ancora un anno più giovane rispetto alla maggior parte dei suoi compagni di classe.

Si adattò bene alla vita universitaria. L'essere occupato lo aiutò ad alleviare il dolore per la morte dei genitori, ma i farmaci che prendeva per la sua emicrania non riuscivano ad attenuare il mal di testa. Alcuni mesi dopo, tornò dal suo medico di famiglia e chiese una cura alternativa per l'emicrania. Gli fu prescritto un nuovo farmaco analgesico, che sembrava aiutarlo di più. Rusty voleva condurre una vita universitaria normale, ora che si sentiva meglio, cominciò ad uscire e partecipare alle feste nei fine settimana. La birra era una presenza fissa in quelle occasioni, ma a lui era stato detto di evitare assolutamente l'alcol a causa dei farmaci che stava assumendo. Alla festa di una confraternita, mentre trascorreva la serata, Rusty cominciò ad avere vertigini e a sentirsi molto confuso. Voleva dire ai suoi amici che aveva bisogno di tornare in camera a riposare, ma non riusciva più a parlare. Li fissò appena cercando di formulare le poche parole che riusciva a pronunciare. Naturalmente gli altri ragazzi pensarono che fosse ubriaco. Solamente quando la festa finì, accompagnarono Rusty in camera. Il giorno dopo non pensò affatto a quello che era accaduto la notte precedente.

Rusty al momento non lo sapeva, ma l'episodio della festa era solo l'inizio del suo declino cognitivo. In classe cominciò a perdere la concentrazione e passò rapidamente da una brillante curiosità all'indifferenza. Iniziò a chiedersi da quanto tempo i suoi professori stessero tenendo la lezione ed a pensare fra sé: "Cosa mi sta succedendo? Devo fare attenzione!" Ma questo non lo aiutò; molte delle lezioni che doveva frequentare, come chimica, richiedevano una sintesi di idee invece che una semplice memorizzazione meccanica. Per la prima volta nella sua vita, Rusty non ebbe il massimo dei voti e cercò aiuto nella sua insegnante di supporto, ma quando andò nel suo ufficio, lei gli disse di aver già visto situazioni analoghe in altri studenti, e non lo aiutò.

"L'eccellenza presa al liceo non sempre si ripresenta anche all'università", disse a Rusty. "Il corso è molto più difficile e i tuoi compagni di classe, soprattutto in questa scuola, sono molto più intelligenti dei tuoi ex compagni. Non puoi più prendere un "ottimo" senza studiare. Forse le tue abitudini di studio non sono buone come dovrebbero, perché prima non hai mai avuto bisogno di studiare duramente per avere successo".

Rusty voleva controbattere le sue affermazioni, ma non riuscì a trovare le giuste parole. Così, chinò il capo e lasciò l'ufficio. Si sentiva molto turbato ed allo stesso tempo offeso. Sapeva di essere uno studente brillante e che il suo modo di studiare non poteva essere un problema. C'era qualcosa che non andava più bene nel suo cervello. Forse dovrei cercare un aiuto in ambito medico, pensò fra sè ma a chi mi rivolgo? Questo graduale declino cognitivo continuò anche nelle settimane successive.

Rusty ebbe bisogno di interrompere l'università. Chiamò lo zio Robert e gli disse che stava per tornare a casa per il fine settimana. Il sabato mattina prese la solita dose di farmaco prima di partire, dimenticandosi però di mettere in valigia il flacone con le compresse. Dopo poche ore di guida, si fermò in una piccola città per il pranzo; poi decise di guidare fino a casa. Era sera e, una volta arrivato davanti casa, fece una brusca sterzata e si mise a guidare sul marciapiede. I pedoni spaventati cercarono di spostarsi rapidamente fuori della traiettoria del veicolo per evitare di essere colpiti. Un certo numero di persone cominciò a gridare di fermarsi e di scendere dal marciapiede. Rusty non li sentì o non li vide e continuò a guidare a bassa velocità. Era stordito e confuso. Alla fine sbatté contro un palo del semaforo e si fermò. L'airbag esplose sul suo volto, ma Rusty non si ferì. Svenne e si accasciò sul sedile vuoto del passeggero. Nessuno dei pedoni fu colpito dal veicolo, anche se una signora anziana si era ferita in conseguenza della caduta per evitare l'automobile. Fu chiamata un'ambulanza e sia lui che la signora anziana vennero portati al General Hospital.

Il medico curante di Rusty era Stewart Carver. Fu lui che mi chiamò per discutere questo caso insolito, uno studente universitario che guidava sul marciapiede. Gli esami del sangue per abuso di alcol o droghe erano negativi. Poichè il ragazzo era incosciente, la sua storia clinica non fu immediatamente disponibile. Non erano neppure stati trovati farmaci o pillole nella sua automobile o nei suoi vestiti. Il sangue e le urine furono inviati al mio laboratorio per un screening tossicologico. Il nostro obiettivo iniziale fu di individuare alcuni allucinogeni, incluse Fenciclidina, LSD, Mescalina, Ketamina e anche funghi allucinogeni: nessuno di questi era presente. Fu, però, trovato il Topiramato. Questo è un farmaco che non troviamo normalmente nei pazienti ricoverati in ospedale. Riferimmo i risultati al Dr. Carver. Poi chiesi ad uno dei miei studenti, Marie Ann, di fare una rapida ricerca nella letteratura scientifica sui potenziali effetti collaterali del farmaco. Il giorno successivo, chiamammo il medico per discutere quello che il nostro laboratorio aveva scoperto.

"Dr. Carver, il paziente del Topiramato è uscito dal coma?" chiesi.

"Sì. Esco dalla sua stanza proprio ora. L'infermiera mi ha detto che si è svegliato presto questa mattina. È confuso e non ricorda quello che gli è successo e vorrebbe delle risposte."

"La raggiungo subito" risposi.

Quando arrivai all'ospedale, il medico e lo zio Robert erano nella stanza con Rusty. Il Dr. Carver aveva già iniziato a fare alcune delle domande che avrei posto anch'io. Chiesi a suo zio se gli sembrava che negli ultimi tempi suo nipote si comportasse in un modo strano. Dichiarò che Rusty era sempre stato il miglior studente della scuola, ma che il suo rendimento ultimamente era diminuito. Anche Rusty chiese al medico se sapeva che cosa era cambiato nel suo organismo e lui gli rispose che probabilmente il cambiamento era dovuto al farmaco che stava prendendo.

Quest'affermazione mi diede lo spunto per un'ulteriore spiegazione: "Ci sono delle evidenze scientifiche che segnalano che alcuni pazienti trattati con il Topiramato manifestano una diminuzione delle funzionalità cognitive e un'alterata fluidità verbale. Mentre i livelli di Topiramato nel sangue sembrano essere nel range terapeutico, lei può essere uno di quei pazienti a rischio per questo effetto collaterale." Avendo appena saputo che era un buon studente, gli diedi una copia della ricerca dello studio che il mio staff aveva scaricato. "Da quanto tempo prendi questo farmaco?" gli chiesi.

Rusty rispose che il suo medico aveva cambiato la terapia il mese prima. Anche se questo farmaco poteva essere più efficace per la sua emicrania, ipotizzai che probabilmente fosse la causa dei suoi problemi di perdita della memoria e della parola. Poichè le ferite di Rusty erano molto lievi, il giorno successivo fu dimesso e affidato alle cure dello zio.

Il Dr. Carver chiamò il medico di base di Rusty e concordarono di utilizzare un altro farmaco contro l'emicrania. A Rusty fu detto che l'efficacia dei farmaci è determinata da "comprensione dopo sperimentazione" e non da evidenze oggettive. "Noi non possiamo sapere prima quale farmaco sia efficace e quale no" disse il medico al ragazzo.

Prima di ritornare all'università, Rusty rimase a casa dello zio per qualche giorno. Nel corso delle settimane successive, il nuovo farmaco che gli era stato prescritto determinò un sensibile miglioramento del suo umore e delle sue prestazioni. Fu finalmente in grado di concentrarsi di nuovo sullo studio, e non ebbe più alcuna difficoltà a parlare o pensare. Era tornato quello di prima.

Alcune settimane dopo il ricovero, ricevette una lettera

dal dipartimento della motorizzazione. A sua insaputa, aveva commesso un'infrazione del codice stradale per aver guidato sotto l'effetto di sostanze stupefacenti. Al momento non ricordava che un ufficiale della polizia aveva verbalizzato che al momento dell'incidente era stordito e confuso. Il verbale indicava che aveva violato l'articolo 23152(b) del codice stradale -Guida in stato di ebbrezza-: "Le capacità fisiche o mentali sono alterate a tal punto che l'individuo non è più in grado di guidare con la giusta prudenza di una normale persona sobria nelle medesime circostanze". Rusty non era ubriaco e il Topiramato, prima d'ora, non era mai stato collegato allo "stato di ebbrezza". Così mi chiamò, chiedendomi aiuto per poter contestare il verbale. Accettai l'incarico di perito perché avevo già testimoniato in numerosi casi. Fu decisa la data e lo accompagnai dal giudice.

*

Le indicazioni terapeutiche del Topiramato riguardano il trattamento delle crisi epilettiche e dell'emicrania. Ci sono diversi studi che hanno dimostrato che l'uso di questo farmaco da solo, o in associazione ad altri, può causare un deterioramento cognitivo. Il disturbo più frequente è la riduzione della fluidità verbale. Ci sono degli esami utilizzati dagli psicologi per determinare la memoria semantica dell'individuo. Ad un soggetto viene chiesto di dire in 60 secondi quante più parole possibili su una certa categoria di cose o individui, ad esempio gli animali da fattoria. Ricordando e dicendo una parola, per esempio capra, stimolerà altre parole associate, per esempio mucca. Questi esami di associazioni di parole sono utili nelle indagini sulle aree del lobo frontale e temporale del cervello. Mentre la fluidità verbale non è associata alla menomazione della capacità di guida, il Topiramato può provocare sedazione, vertigini, e nistagmo, ossia movimenti ritmici e oscillanti degli occhi, ciascuno dei quali può

93

compromettere la guida di un autoveicolo. Ci sono molti casi pubblicati nella letteratura scientifica di individui che hanno un declino cognitivo tale da compromettere la guida. Il produttore del farmaco Topiramato aveva fatto una segnalazione degli effetti collaterali sulla guida. Come constatato con altri farmaci antiepilettici, può anche aumentare il rischio di suicidio. La volontà di suicidarsi risulta essere il doppio rispetto ai soggetti di pari sesso ed età che non assumono il farmaco.

Gli effetti collaterali indotti dal Topiramato si verificano più spesso nelle donne che negli uomini, su pazienti a cui vengono prescritti dosaggi superiori a quelli standard, e qualora il farmaco venga utilizzato in combinazione ad altri antiepilettici. Quello che è successo a Rusty non poteva essere previsto in anticipo. Con la semplice sostituzione del Topiramato con un altro farmaco, la sua capacità cognitiva ritornò quella di un tempo. Alla fine, la sua emicrania sparì del tutto e Rusty non ebbe più la necessità di effettuare nessuna terapia.

Confezionatori e corrieri della droga

****

Carlos e Lynn non erano ufficialmente sposati, ma si consideravano una coppia di fatto. Avevano avuto esperienze di droga simili e avevano maturato una certa indulgenza verso se stessi. Il padre di Carlos aveva abbandonato la moglie quando lui aveva due anni, quindi l'uomo aveva solo un vago ricordo di lui. Sua madre, drogata di crack, era sempre dentro e fuori di prigione e morì di HIV quando lui aveva 12 anni. Poi restò sotto la tutela dello stato fino all'età di 15 anni, quando scappò dalla sua casa adottiva per vivere in strada. Anche se non aveva problemi con lo studio, smise di frequentare la scuola e si unì ad una banda di quartiere. Ai ragazzi del gruppo disse che loro erano l'unica famiglia che avesse mai avuto. Combinò guai per tutta l'adolescenza: rubava automobili, partecipava a risse ed era molto prepotente verso il prossimo. Era ben conosciuto dalla polizia: fu arrestato in numerose occasioni, trascorrendo parecchi mesi nel carcere minorile. Quando era giovane era anche dipendente da cocaina e eroina. Per mantenere il suo stile di vita rubava nelle abitazioni rivendendo poi la refurtiva.

Lynn viveva dall'altra parte della città. La sua vita fu ragionevolmente normale fino all'età di dieci anni quando sua madre morì di cancro ai polmoni. Suo padre era un alcolizzato molto violento. Un giorno, quando Lynn aveva 12 anni, tornò a casa ubriaco e furioso e la violentò nel suo letto, credendo fosse la moglie. La ragazza scappò così di casa e visse con sua zia per i successivi due anni. Purtroppo trascorreva il tempo con le persone sbagliate. Lasciò la zia per vivere con alcune ragazze più grandi di lei, poi a 15 anni anche lei abbandonò la scuola. Le sue amiche, che facevano le spogliarelliste in uno squallido locale notturno, la presero come una specie di sorella minore. Loro assumevano droghe leggere e alla fine anche la qundicenne ne divenne dipendente. Presto anche Lynn iniziò a fare la spogliarellista nello stesso club per procurarsi più droga, e infine iniziò a prostituirsi per la strada contraendo dalla sua clientela alcune malattie sessualmente trasmissibili.

Carlos e Lynn ancora non si conoscevano ma entrambe le loro vite stavano andando a rotoli. Avevano fra i 25 e 30 anni e vivevano per strada: il loro stile di vita era lo stesso. Prima senzatetto, poi reati per acquistare droghe e alcol, ed infine abuso di sostanze stupefacenti seguite da visite al pronto soccorso e ospedalizzazione, ricoveri in centri di riabilitazione per poi ritornare di nuovo a trovarsi senza fissa dimora.

Carlos e Lynn si incontrarono per puro caso un giorno in strada. Era una notte particolarmente fredda. Lynn trovò quello che sembrava un posto libero in un vicolo pieno di vecchi vestiti e coperte. Si distese e cercò di coprirsi, ma scoprì che lo spazio era già occupato da Carlos. Combatterono brevemente per il possesso del posto, ma poi realizzarono che tutti e due si trovavano sulla stessa barca, e forse, alla fine, avrebbero potuto beneficiare entrambi della reciproca compagnia per una notte. Come minimo, i loro corpi avrebbero dato un po' di calore ad entrambi. Quella notte, parlarono per alcune ore delle loro vite e di tutti gli errori che avevano fatto. Lynn si sentì più normale di quanto non si fosse mai sentita nella sua vita. Quando al mattino si svegliò, scoprì che Carlos se n'era già andato, e lei era di nuovo sola. Lui non era interessato a nessuna relazione e nemmeno lei. Non si videro per alcuni mesi fino a quando non si riincontrarono per caso nuovamente in un parco. Erano entrambi sobri e non avevano assunto droghe. Stranamente Lynn si sentì un po' eccitata nel rivederlo. Si sedettero su una panchina e chiacchierarono piacevolmente. Carlos rimarcò di essere stanco della sua vita, ma allo stesso tempo di essere troppo codardo per suicidarsi; Lynn provava la stessa cosa. Decisero di trovare insieme una via d'uscita da questa situazione, anche se non sapevano come rompere questo circolo vizioso.

Un giorno, mentre acquistava la droga, Carlos chiese al suo spacciatore se ci fosse una possibilità per lui per entrare in quel giro di affari. Venne messo in contatto con il fornitore, che notò l'intelligenza di Carlos e che capì che avrebbe avuto la possibilità di vendere al suo posto. Così l'uomo si rese presentabile e iniziò a spacciare cocaina ed eroina a chi ne aveva bisogno e che aveva i soldi per potersele permettere. A volte erano membri di bande, altre volte ragazzi delle superiori, ma per Carlos era lo stesso, non provava rimorso, gli bastava vendere. Convinse anche Lynn ad entrare nel giro, e iniziarono presto a pensare di prendere in affitto una stanza e vivere insieme, cosa che fecero alcuni mesi dopo. Erano ancora dipendenti dalla cocaina e continuavano anche a commettere qualche reato, ma almeno non erano più in strada e soprattutto stavano insieme. Nel corso degli anni successivi Carlos desiderò una vita più agiata per lui e per Lynn. Fu così che chiese al suo fornitore se ci fosse qualcosa in più da poter fare.

Ely Macer e la sua famiglia da decenni si occupavano di gestire il traffico di droga e di prostituzione. Anche se gestiva attività illegali, Ely si reputava comunque un uomo d'affari. Vestiva con abiti costosi e guidava automobili di lusso. Non credeva nell'estorsione: giravano un sacco di soldi e non era interessato a costruire un impero del crimine.

Dopo aver lavorato tre anni per Ely, Carlos gli disse: "Sto cercando di fare più soldi. Cos'altro potrei fare per la tua organizzazione? Sono disposto a qualsiasi cosa. Qualsiasi cosa."

Ely si fermò e guardò Carlos negli occhi per alcuni secondi cercando di valutare la sua serietà. Il ragazzo non batté ciglio e fu così che capì che stava davvero facendo sul serio e gli rispose: "Se vuoi di più, posso impiegarti come corriere della droga."

"Ho bisogno che qualcuno trasporti grandi quantità di droga da un posto all'altro" gli disse Ely. "Ma se ti farai prendere andrai in prigione, e non ci sarà alcun collegamento fra me e te. La mia organizzazione ed io negheremo qualsiasi coinvolgimento. Ti pagherò bene per questo lavoro, ma se mi derubi, anche di un solo centesimo, la pagherai molto cara."

Carlos acconsentì ed iniziò col nuovo incarico. Inizialmente fece parte di un gruppo di autisti che trasportavano la droga attraverso le frontiere. Guidava con molta attenzione, in modo da non essere fermato dalla polizia che avrebbe potuto trovare il materiale di contrabbando nel suo camion. Stava anche attento a non essere sotto l'effetto della droga durante la guida. Era molto importante per lui mantenere questo lavoro, poiché non aveva altra scelta. Se fosse riuscito a guadagnare di più, lui e Lynn avrebbero potuto avere una vita migliore. Venne pagato profumatamente: per lui erano soldi facili. Lynn sapeva che il suo compagno probabilmente stava facendo qualcosa di illegale, ma non gli chiese mai niente. Era soltanto felice di non essere più in mezzo ad una strada.

Il trasporto della droga fu il preludio di consegne più importanti. Dopo un anno, Ely sentii di potersi fidare di Carlos per un lavoro più importante e gli disse: "Vorrei che ci aiutassi a trasportare la droga dall'estero. Ti addestreremo a diventare un corriere umano: devi imparare come deglutire degli ovuli di cocaina ed eroina. All'inizio è difficile, avrai la tendenza a soffocare e a vomitare, ma con la pratica migliorerai."

Carlos chiese: "Ma ingerire una grande quantità di droghe non può essere pericoloso per la mia salute?"

"Non devi preoccuparti di niente" rispose Ely. Gli ovuli vengono imballati con professionalità e ti posso garantire che non ci saranno mai perdite nel tuo corpo. Oltretutto un corriere morto non mi sarebbe di alcuna utilità. Una volta tornato in America, eliminerai gli ovuli ingeriti tramite le feci, e li recupereremo. Ti darò 5.000 dollari a viaggio. Vuoi l'incarico?"

Carlos era così eccitato alla prospettiva di guadagnare di più che rispose senza pensarci troppo: "Sono pronto, dimmi dove devo andare e quando devo partire."

Ely gli organizzò un viaggio in Sudamerica. Per non attirare sospetti sul vero scopo del suo viaggio, lo rasarono e gli diedero un vestito, delle scarpe firmate e una costosa valigetta contenente carte senza senso. Gli insegnarono a comportarsi come un uomo d'affari, gli diedero un passaporto falso e un nome falso.

Quando Carlos arrivò a destinazione, il contatto di Ely, che era conosciuto solo come "Sanchez", lo andò a prendere all'aeroporto per portarlo in hotel. Sanchez tornò il giorno successivo, portando un pacco contenente 72 ovuli, ognuno accuratamente imballato in modo da contenere 10 grammi di cocaina pura. Il "nostro uomo d'affari" si preparò ad ingoiare gli ovuli, ma prima di procedere gli fu dato un avvertimento:

"Non si scherza con questi individui. Se cerchi di rubare questi" Sanchez sollevò gli ovuli per mostrarli a Carlos "ti troveranno ovunque tu andrai. Questo è un affare serio. Fa quello che dicono, e potrai vivere a lungo."

Carlos non si spaventò: da bambino era stato continuamente minacciato e nemmeno lui voleva perdere un buon lavoro. Così ingoiò ciascun ovulo uno alla volta, sotto gli occhi di Sanchez. Essi erano stati rivestiti con olio, così da poter essere ingoiati più facilmente. Gli avevano insegnato a non mangiare la notte prima per avere più spazio libero nel suo stomaco. Solo quando sarebbe stato di nuovo negli U.S.A. avrebbe potuto mangiare. Gli dissero che gli ovuli avrebbero diminuito il suo appetito.

Ely aveva ragione, Carlos pensò fra se, questi ovuli sono strettamente sigillati. Non c'è nessuna possibilità che si possano rompere.

I due partirono per l'aeroporto. Carlos attraversò con calma la dogana. I poliziotti di frontiera scannerizzarono il suo passaporto, videro che era tutto in ordine e lo lasciarono passare. Andò ai controlli del banco "Nulla da dichiarare", e dopo pochi minuti fu nella sala arrivi dell'aeroporto. Uno degli uomini di Ely era lì per accoglierlo. Lo portarono in un hotel e gli fu dato un lassativo e Carlos iniziò ad espellere gli ovuli ingeriti, venne pagato e andò a casa. Lynn fu felice di vederlo: non era così sicura che sarebbe tornato.

Carlos tirò fuori una mazzetta di banconote e disse: "Andiamo a festeggiare". Lynn non gli chiese da dove arrivassero quei soldi. Andarono in un ristorante di lusso e gustarono la cena più buona mai avuta. Negli anni successivi, ricevette altri incarichi di trasporto droga dall'estero. Ogni volta ne portava un po' di più per poter essere pagato sempre meglio. Organizzava da solo il viaggio, non era più necessario che qualcuno andasse a prenderlo all'aeroporto. Carlos e Lynn si poterono così permettere uno stile di vita migliore e presero un nuovo appartamento.

Boston era l'aeroporto negli U.S.A. che Carlos utilizzava per rientrare, perché là era conosciuto dalla polizia di frontiera. O almeno così lui pensava. Lynn non era mai stata fuori dagli U.S.A., e nessuno dei due era mai stato nella costa occidentale. Così Carlos le chiese di accompagnarlo in uno dei suoi viaggi. Lei fece i salti di gioia all'idea. Fecero domanda per un passaporto con il vero nome di Lynn.

Volarono alla solita fermata in Sudamerica. Carlos comprò una piccola parte di cocaina per loro: non aveva mai comprato della cocaina ad uso personale prima di questo viaggio. Nascosero la droga in una scatola di cosmetici con un doppiofondo. Durante il giorno la coppia faceva visite e altre attività turistiche, mentre di notte si ubriacava e fumava cocaina. Il giorno della partenza, Carlos smise di bere e sniffare così da avere la mente lucida per l'incontro con Sanchez. L'uomo disse a Lynn che doveva incontrare il suo socio d'affari per discutere di alcuni problemi prima di prendere l'aereo per ritornare negli U.S.A. La donna sapeva che era un viaggio d'affari, ma non sapeva che tipo di affari fossero e le era stato detto di non fare mai domande. Non si insospettì quando Carlos le disse che non aveva appetito durante le 12 ore di volo verso casa: aveva già digiunato in passato per tutto questo tempo. Quando arrivarono a Boston, Carlos vide una cosa che non aveva mai visto prima al Logan Airport. C'erano dei pastori tedeschi addestrati che circolavano in tutta la zona del ritiro bagagli. Essi avevano ancora della cocaina, rimasta dal viaggio, nascosta nella scatola. Secondo la legge del Massachusetts, un individuo in possesso di più di 28 grammi di cocaina poteva essere condannato ad un minimo di sette anni di prigione. Carlos sapeva di averne una quantità maggiore. Così prese Lynn in disparte e le disse che dovevano fare qualcosa per far sparire la droga nascosta.

"Cerchiamo di buttarla nel bagno" rispose lei.

"Non è possibile, vale un mucchio di soldi. Ho un piano. La mettiamo dentro un preservativo, la avvolgiamo strettamente e la ingoi."

"Sei matto? Non posso farlo" disse Lynn.

"Non ti preoccupare. Io faccio sempre. Infatti, proprio adesso, ho molta di più di questa droga nel mio stomaco."

Lo sguardo di Lynn era attonito. Non sapeva cosa facesse lui per vivere, ma non pensava che si occupasse di contrabbando di droga. Carlos spiegò a Lynn come guadagnava il denaro e come fosse facile trasportare la cocaina. Avrebbe voluto farlo lui, ma il suo stomaco era già pieno. Contro il suo buon senso, Lynn acconsentì. Avvolsero strettamente la cocaina dentro un preservativo e lei lo ingoiò. Il piano andò a buon fine. Nessuno dei cani all'aeroporto l'annusò ed entrambi passarono attraverso la dogana senza problemi. Carlos e Lynn andarono diritti alla loro coincidenza, così da non dover lasciare l'aeroporto e ripassare attraverso i controlli di sicurezza aeroportuali degli Stati Uniti.

Durante le cinque ore di volo verso la California, Lynn iniziò a manifestare dei disturbi. Un piccolo foro si era aperto nel preservativo e la cocaina aveva iniziato a fuoriuscire nel suo intestino, provocando un aumento della frequenza cardiaca, sudorazione, spasmi addominali e una sensazione dolorosa di schiacciamento del petto, tutti sintomi dovuti all'avvelenamento da cocaina. Per non farsi scoprire non dissero niente alle hostess, tuttavia, appena atterrarono, chiamarono un taxi e si fecero accompagnare subito al pronto soccorso del General Hospital.

L'infermiera fece loro una serie di domande, chiedendogli anche se avevano assunto di recente della cocaina. Le analisi di laboratorio e l'elettrocardiogramma rivelarono che Lynn aveva avuto un infarto. Sospettarono un abuso di cocaina perché una giovane ragazza, senza pregressi di malattie cardiovascolari, in genere non sviluppa un infarto miocardico. Contro il consiglio di Carlos, Lynn ammise di aver ingerito una grande quantità di cocaina per evitare di essere scoperta alla dogana.

"Non voglio rischiare la mia vita" gli disse. Rivelò che la cocaina era nello stomaco. Un esame tossicologico delle urine con esito positivo confermò la presenza di cocaina. La squadra del pronto soccorso somministrò immediatamente del carbone attivo a Lynn, nella speranza di assorbire quella cocaina libera che non era ancora stata digerita. Fu inviata all'unità coronarica, dove venne ricoverata per infarto. Nel frattempo, Carlos andò in bagno ed espulse gli ovuli che aveva ingerito. Fortunatamente, nessuno di essi si era rotto.

Presto però insorsero altre complicazioni. Improvvisamente nel viso di Lynn iniziarono a diffondersi delle lesioni simili a vesciche e le sue analisi del sangue rilevarono un

numero pericolosamente basso di globuli bianchi. La Dott.ssa
Monica Curtis, reumatologa, la Dott.ssa Karen Lake, tossicologa,
ed io fummo consultati per capire se questo basso numero di
globuli bianchi fosse in relazione all'uso di cocaina. Ci recammo
all'unità coronarica per riferire la nostra opinione alla squadra che
seguiva il caso di Lynn, composta da studenti in medicina, stagisti,
specializzandi e altri medici.

"Questa paziente manifesta un'agranulocitosi con
numero di neutrofili inferiore a 500 cellule per microlitro" spiegò
la Dott.ssa Curtis. "L'assenza di queste cellule la espone a un
grande rischio di infezione. Bisogna isolarla immediatamente da
qualsiasi sorgente batterica e, in modo particolare, da quelle
ospedaliere."

"In che modo questo può essere stato causato dalla
cocaina?" chiese uno degli specializzandi.

La Dott.ssa Lake rispose: "Abbiamo determinato che la cocaina è
stata tagliata con Levamisolo, un agente vermifugo molto usato per
trattare gli animali domestici. È da diversi anni che i produttori
illegali di cocaina hanno iniziato ad aggiungere questo farmaco: più
del 90% della cocaina trovata nelle nostre strade ha questo
adulterante" spiegò. "Viene aggiunto proprio perché fa aumentare
la frequenza cardiaca, migliorando così gli effetti euforici della
cocaina."

"Se è così diffuso, perché non abbiamo visto un numero
maggiore di casi di agranulocitosi associati all'uso di cocaina?"
chiese un altro specializzando.

"Solo una piccola percentuale della popolazione generale
è sensibile agli effetti dannosi del Levamisolo" spiegai al gruppo. E
aggiunsi: "Sembra essere correlato a dei tipi specifici di cellule T

che circolano nel nostro sangue. In altre parole, c'è una predisposizione genetica verso la tossicità di questo farmaco."

"Le lesioni facciali potrebbero essere il risultato del rifiuto di questa sostanza chimica da parte del suo corpo, in pratica di una reazione autoimmune" disse la Dott.ssa Lake.

Anche se Lynn sopravvisse all'infarto, morì pochi giorni più tardi a causa di complicanze infettive dovute al Levamisolo nonostante l'isolamento, le profilassi di antibiotici e le terapie di supporto. Essendo stata in aereo per più di sei ore prima di arrivare all'ospedale, è possibile che sia venuta in contatto con i microrganismi dei passeggeri vicini. Carlos non ebbe nessuna imputazione perché Lynn accettò di sua volontà di ingoiare la droga. Lui non soffrì di agranulocitosi, nonostante avesse usato lo stesso lotto di cocaina di Lynn, ma perse la sola persona di cui gli fosse mai realmente importato in tutta la sua vita.

*

Uno dei miei studenti di medicina che faceva il tirocinio nel momento in cui ricoverarono Lynn in ospedale, mi chiese la differenza tra "body packer" e "body stuffer" e come poter ricordare la distinzione.

Ho spiegato che un "body packer" è un individuo che contrabbanda volutamente droga attraverso l'ingestione orale. Come quando qualcuno è in procinto di partire per un viaggio e i bagagli si riempiono con cura in modo da non danneggiarli durante il trasporto. La maggior parte dei corrieri non soffrono degli effetti dannosi della droga che trasportano. Tuttavia, se si rompono i sigilli del sacchetto, la possibilità di una significativa morbilità e mortalità diventa elevata a causa della grande quantità di droga inghiottita. I pacchetti ingeriti da un "body packer" possono essere rilevati nel corpo tramite radiografia: la sicurezza aeroportuale potrebbe essere in grado di identificare questi corrieri.

Un "body stuffer", invece, è un individuo che ingerisce la droga all'ultimo momento, per sfuggire ad un controllo imprevisto da parte delle forze dell'ordine. La quantità di droga ingerita è inferiore a quella che ingoia un "body packer". Tuttavia, questi pacchetti potrebbero non essere adeguatamente preparati, quindi è più probabile che si manifestino gli effetti tossici della droga. Gli "staffers" di solito ingoiano le droghe utilizzando come contenitori dei preservativi o dei guanti di gomma.

Gli infarti causati dalla cocaina o dalla metanfetamina avvengono attraverso un meccanismo differente rispetto a quelli che avvengo naturalmente. In un paziente con arteriosclerosi, una rottura della placca depositata sulla arteria coronarica provoca un coagulo di sangue. Se l'arteria è già ristretta dalla presenza della placca, il sangue coagulato causa un blocco completo dell'arteria, portando ad un danno cardiaco dovuto alla mancanza di apporto di ossigeno al cuore stesso. Gli attacchi prodotti dalla cocaina invece sono causati dalla capacità vasocostrittrice della droga, capace quindi di restringere i vasi sanguigni. Un restringimento improvviso di un'arteria coronaria può chiudere il vaso sanguigno in modo tale da provocare un infarto, anche senza una presenza significativa di arteriosclerosi.

.

Un richiamo ritardato

Lester Popkin aveva avuto tutto dalla vita: era molto bello, intelligente ed atletico. Poteva scegliere fra le ragazze più carine, ma questo non lo distraeva dai suoi obiettivi. Fin da piccolo sapeva cosa voleva e lavorò duramente per arrivarci. Al college, grazie alla pallacanestro, ottenne la borsa di studio per quattro anni di fila. Già da matricola, era il playmaker titolare dell'Associazione Nazionale Universitaria di Atletica, e nel biennio portò la sua squadra a vincere il titolo dell'associazione per due anni consecutivi. Sperava di migliorare ancora e diventare un giocatore professionista della pallacanestro, in Europa o nella NBA-D League o nella NBA stessa. Sapeva che era difficile, ma era alto 1 m e 96 cm, altezza buona per un playmaker, era veloce, sapeva rubare palla agli avversari ed era preciso sui tiri da tre punti. Anche il fatto che la sua percentuale sui tiri liberi si aggirava attorno al 93% dava forza ai suoi desideri.

Ma nella quinta gara della stagione del suo ultimo anno di college il quadro mutò drammaticamente. Era una partita in trasferta, l'ultima prevista dal calendario, contro una nuova squadra mai affrontata. Il movimento senza palla costituiva un suo punto di forza e così, quando si accorse che vi era uno spazio lasciato libero dagli avversari, vi si infilò rapidamente sperando di ricevere un passaggio dal suo compagno di squadra. Il passaggio fu perfetto: saltò in alto e fece canestro. L'ala della squadra avversaria provò a fermare il tiro, ma arrivò in ritardo; Lester non lo vide e si scontrarono. Cadendo sul ginocchio avvertì un dolore fortissimo e temette il peggio: si era lesionato il legamento crociato anteriore. L'allenatore corse in campo e, con l'aiuto dei compagni, lo portò fuori. I tifosi della squadra avversaria fecero un applauso di sostegno, mentre quelli della sua scuola erano scioccati: alcuni iniziarono persino a piangere. La sua stagione e la sua carriera di giocatore erano finite. Le quattro ore di ritorno in autobus alla scuola furono il viaggio più lungo della sua vita. L'allenatore gli diede della morfina, ma Lester sentiva ancora dei dolori molto forti.

Temeva che la sua carriera da giocatore fosse in serio pericolo: una lesione al crociato anteriore influisce notevolmente sulla capacità di un atleta di spostarsi lateralmente e, nella pallacanestro, una guardia è inutile se non può fermare gli avversari nella corsa a canestro. La settimana successiva, Lester si sottopose ad un intervento chirurgico di ricostruzione del legamento crociato anteriore. Avrebbe dovuto usare le stampelle per un mese e avrebbe avuto una mobilità limitata per i primi tre o quattro mesi. Durante la convalescenza gli vennero prescritti diversi farmaci contro il dolore, compresi Morfina, Tramadolo e Fentanil. Lui, in particolare, apprezzò quest'ultimo composto perché lo rendeva euforico e non gli faceva sentire il dolore. Lo aiutò anche a dimenticare il cambiamento di vita che si prospettava. A causa dell'infortunio iniziò a dubitare di poter davvero diventare un giocatore professionista. Il suo allenatore sapeva che non sarebbe più andato nell' NBA, ma che sarebbe potuto entrare a far parte di una squadra con la quale avrebbe sostenuto una prova in estate.

Non potendo sperare di vivere la vita del giocatore professionista, Lester ideò un piano B. Aveva ottimi voti, e fin da piccolo sognava di diventare medico. Dal momento in cui la sua carriera da giocatore di basket si annunciava finita ancora prima di iniziare, decise di dedicare il resto del tempo del suo ultimo anno applicandosi negli studi per l'ammissione alla Scuola di Medicina subito dopo il college. Sostenne il test, nella primavera successiva, superandolo con un punteggio pari al 90%. Il fatto di aver giocato a basket nella lega universitaria di certo lo aiutò. Le Scuole di Medicina non erano interessate ad avere solamente topi da biblioteca che studiavano tutto il giorno. Preferivano individui "a tutto tondo" con diverse esperienze di vita. I membri del comitato medico erano convinti che il successo in un'area come lo sport fosse preludio di un futuro successo nella disciplina. Così Lester riuscì ad avere la possibilità di scegliere a quale Scuola di Medicina iscriversi. Decise di frequentare la scuola pubblica, perché la sua fidanzata Martha era stata ammessa alla Scuola per infermieri dello stesso ente e dopo il primo anno, si sposarono.

Durante il suo percorso di studi, Lester si trovò a scegliere tra medicina dello sport, chirurgia generale e anestesia. Dal momento che si intendeva molto di sport, preferì non essere circondato da atleti che gli avrebbero continuamente fatto ricordare il suo infortunio e come questo gli avesse rovinato la carriera che aveva sognato. Gli piaceva la chirurgia, ma le sue mani erano troppo grandi per entrare in spazi piccoli. Così, dopo aver preso la laurea in Medicina e Chirurgia, Lester entrò nella scuola di Specializzazione in Anestesia e Rianimazione del General Hospital: questa scelta gli permise di far parte di un team chirurgico senza dover essere lui stesso ad eseguire le operazioni.

Gli anestesisti usano una grande varietà di farmaci per anestetizzare i pazienti. Il Fentanil è una delle sostanze più utilizzate come anestetico locale in pazienti sottoposti ad interventi minori. L'area specifica dove dev'essere eseguito l'intervento diviene insensibile ed il paziente può rimanere sveglio. L'anestesia locale richiede un tempo di ricovero molto ridotto, mentre per interventi più importanti si ricorre all'anestesia generale. Il paziente è privo di conoscenza per tutta la durata dell'intervento: l'anestesista deve somministrare la quantità corretta di anestetico, affinchè il paziente non si svegli durante l'intervento. Il Fentanil è un potente narcotico, usato in alcuni casi per sedare il paziente.

Il Dr Lester Popkin, come specializzando, svolgeva il suo turno, ogni settimana, nel reparto di chirurgia elettiva e di emergenza al General Hospital. Era responsabile della prescrizione del tipo e del dosaggio di anestetico da usare per ogni paziente. Una volta che l'anestetico era stato ricevuto dalla farmacia, veniva preso in custodia dal personale che procedeva all'anestesia. Avendo utilizzato il Fentanil quando si era rotto il ginocchio al college, Lester aveva familiarità con i suoi effetti, e più lo somministrava, più iniziò a pensare che sarebbe stato facile rubarne un po' per se stesso. Dopo due anni di specialità, lui e Martha si stavano separando. I loro orari non coincidevano, si vedevano raramente e quando stavano insieme, erano troppo stanchi per una vera intimità. Lester aveva bisogno di un po' di felicità e pensò che il Fentanil avrebbe potuto dargliela.

Il farmaco veniva preparato in siringhe per iniezione intravenosa. Tutto quello che lui doveva fare, era sostituire una parte dell'anestetico con una soluzione isotonica salina sterile. La soluzione fisiologica è un sale che ha la stessa concentrazione elettrolitica del plasma umano ed è usata clinicamente per sostituire i fluidi in pazienti disidratati o con fluido impoverito. Poco prima della operazione che stava per iniziare, Lester prese una piccola quantità di soluzione salina e la nascose sotto il suo camice. Nella sala preoperatoria portò anche una fiala vuota con un tappo. Dalla farmacia dell'ospedale Lester ricevette le siringhe con il Fentanil, ciascuna etichettata con il nome del paziente, il numero della cartella clinica, il tipo di anestetico, la concentrazione e la data dell'intervento. Mise pochi millilitri di farmaco nella fiala vuota, e la nascose in tasca. Poi, mise lo stesso volume di soluzione salina dentro la siringa originale, diluendo, in tal modo, la concentrazione complessiva di Fentanil.

Il Sig. Augustine dovrà assumerla fino all'ultima goccia, disse a se stesso, riferendosi al paziente che stava per subire una appendicectomia.

Lester registrò nella scheda anestesiologica preoperatoria il volume esatto di Fentanil usato. Essendo un farmaco inserito nella II tabella dell'Agenzia Antidroga delle sostanze controllate, tutte le siringhe, somministrate o no durante l'intervento, dovevano essere restituite alla farmacia dell'ospedale per la catalogazione ed il corretto smaltimento. La quantità di fluido rimanente nelle siringhe doveva corrispondere alle note riguardanti le quantità utilizzate nell'operazione. Rimpiazzando il Fentanil con un pari volume di soluzione fisiologica riuscì a nascondere il furto del farmaco.

Dopo l'operazione, Lester andò nello spogliatoio per lavarsi e cambiarsi, ed entrò nella stanza degli specializzandi con il suo "premio". Proprio in fondo alla stanza, nascosto dagli armadietti, afferrò una siringa vuota, la riempì con il Fentanil che aveva rubato, e se la iniettò in una vena del braccio. Poi si sedette per godersi l'effetto del farmaco. Uno dei vantaggi del Fentanil è che la sua azione è di brevissima durata: nel giro di un'ora, i suoi effetti finirono e lui poté ritornare a lavorare per poi andare a casa. Nel corso dei mesi successivi Lester ripeté questo inganno più di una volta. Aveva sviluppato dipendenza al farmaco, pur essendo pienamente consapevole dei rischi che correva ma fino a quel momento, nessuno se ne era accorto. Passava sempre meno tempo a casa e sempre più tempo nella stanza degli specializzandi, e stava sempre da solo.

*

Il Dr. Robert Derksen era il responsabile del corso degli specializzandi in Anestesia e Rianimazione del General Hospital. Organizzò molte conferenze sul tema dell'anestesia per discutere sulla dipendenza da stupefacenti da parte degli specializzandi e del personale. Alcuni dei segni importanti della dipendenza comprendevano il cambio della personalità, introversione, e aumento del carico di lavoro chirurgico su base volontaria. Fino ad ora non avevano mai avuto problemi con specializzandi che abusavano del Fentanil, e nessuno si aspettava che ciò accadesse.

Quando il Dr. Derksen aveva incontrato Lester la prima volta durate il colloquio per entrare in specialità, lo aveva trovato interessante ed estroverso. Era un grande tifoso della squadra di basket del college e si ricordava di averlo visto giocare ed ebbe un occhio di riguardo per la sua candidatura. Ma recentemente aveva notato un cambiamento significativo nella personalità di Lester e cominciò a preoccuparsi. Il medico non aveva nessuna prova dell'abuso di droghe e quindi non poteva accusarlo perché sicuramente Lester avrebbe negato ogni cosa. Invece, mi chiamò.

Avevamo già lavorato insieme per altre questioni ed eravamo colleghi molto affiatati.

"Se ti do una siringa di Fentanil, dopo uno dei nostri interventi, saresti capace di analizzarla?" mi chiese Bob.

Risposi: "Certo che lo posso fare." C'è sempre una quantità residua presente nella siringa. Dato che la concentrazione di Fentanil è molto elevata, rispetto a quella che si può trovare nel sangue o nelle urine, è abbastanza facile rilevarla con i nostri spettrometri di massa. "Hai qualche sospetto?" gli chiesi.

"In realtà non ne sono sicuro, perciò non voglio aggiungere alcun dettaglio" disse Bob. "Ti porterò il residuo della siringa dopo il prossimo intervento."

La paziente successiva di Lester era una donna che doveva sottoporsi ad un intervento chirurgico di fusione spinale, un'operazione che crea un legame tra due ossa. L'operazione si svolse senza complicazioni e finì nel tempo previsto. Come aveva fatto altre volte, Lester colse l'occasione per mettere una parte del Fentanil nella siringa per assumerlo più tardi. Come prevede il protocollo, tutte le siringhe usate e non usate furono restituite alla farmacia dell'ospedale. Il Dr. Derksen chiese al responsabile dei farmacisti di conservare le siringhe dell'intervento per farle esaminare dal laboratorio. Ricevetti la chiamata e andai a prenderle. Il mio obiettivo era quello di vedere se il contenuto della siringa usata per il paziente aveva una concentrazione di Fentanil inferiore rispetto ad una non ancora utilizzata. Il livello del farmaco nelle siringhe sarebbe dovuto essere identico, in quanto appartenevano allo stesso lotto di produzione. Qualsiasi diminuzione significativa avrebbe indicato che c'era stata una adulterazione mediante diluizione.

Il giorno successivo, chiesi a Bob di fermarsi nel mio ufficio. C'erano due cromatogrammi sul mio tavolo. "Questo grafico è quello ottenuto esaminando la siringa non utilizzata e ha un'altezza del picco di 15 cm" dissi. L'altezza del picco è direttamente proporzionale alla concentrazione del farmaco. "L'altezza del picco dalla siringa usata è esattamente la metà, 7.5 cm, quindi il contenuto di questa siringa è stato diluito. Qualcuno ha pasticciato", dissi a Bob cercando di diminuire la tensione per la gravità della situazione.

Bob replicò: "E' una notizia bruttissima. Sei assolutamente sicuro?". Ma Bob conosceva già la risposta. Quello che non sapeva era quello che sarebbe successo a Lester. La decisione che prese lo avrebbe perseguitato per il resto della sua vita.

La programmazione dei turni dimostrò che Lester, quella notte, non era reperibile. Così il Dr. Derksen pensò di avere un altro giorno per *"staccare la spina"* ed espellere Lester dalla scuola di specializzazione. Sperava di poter discutere la situazione con il direttore di tutte le scuole di specializzazione del General Hospital prima di affrontare Lester. Quello che non sapeva era che Lester aveva scambiato la sua reperibilità con un altro collega. Così quando divenne improvvisamente disponibile un rene per un intervento di trapianto di emergenza, Lester, essendo l'anestesista di turno, fu avvisato. Il trapianto renale doveva iniziare il più presto possibile, perché la sopravvivenza dell'organo da trapiantare diminuisce ad ogni ora dopo la morte del donatore.

Marjorie Fleisher era una paziente di 45 anni con una malattia renale allo stadio terminale, dovuta ad un diabete di tipo 1 di lunga durata. Stava assumendo insulina dall'età di 10 anni, la funzionalità renale era peggiorata sempre più ed era in lista trapianti da diversi anni. Quando un donatore di rene compatibile diventò disponibile, lei e il chirurgo dei trapianti vennero chiamati immediatamente per cominciare l'intervento. Anche Lester venne chiamato. Fece subito la richiesta di Fentanil alla farmacia ospedaliera e andò al lavoro per prelevare la dose. Come la maggior parte dei tossicodipendenti, si era assuefatto al farmaco, perciò doveva assumerne sempre di più per avere gli stessi effetti. Così diluiva sempre di più la concentrazione dell'anestetico con la soluzione fisiologica nella siringa. Ma questa volta si sarebbe spinto oltre.

Marjorie fu preparata per l'intervento. Era eccitata dall'idea di ricevere un nuovo rene e non essere più dipendente dall'emodialisi di quattro ore tre volte alla settimana. Il chirurgo era il Dr. Dillon Bobbitt.

Sul tavolo operatorio, il Dr Lester Popkin iniettò il Fentanil e chiese alla paziente di contare alla rovescia da 100.

"100, 99, 98, 97, ... ugh, 96 ...," Marjorie contò e perse i sensi.

"Dottore, siamo pronti per l'incisione" disse Lester al chirurgo che stava finendo di prepararsi. Il trapianto di rene è un intervento molto delicato con molti momenti critici, ma tutto stava andando bene. A metà intervento, però, Marjorie, cominciò a diventare sempre più cosciente.

Cosa sta succedendo qui? Pensò fra sè. Perché non posso aprire gli occhi? Le sue palpebre erano state chiuse per evitare che gli occhi andassero incontro a secchezza. Perché non posso parlare? Aveva il tubo di respirazione in bocca e l'ossigeno nel naso. Portatemi fuori di qui. Ma non poteva muoversi. Era legata al lettino. Aiuto! C'è qualcuno! Dopo pochi secondi, Marjorie capì tutto. Sono sul tavolo operatorio. Sto avendo un trapianto di rene. Evviva!!! Ma non penso che dovrei essere sveglia proprio adesso. Sentiva dolore nella parte bassa dell'addome, dove era stata fatta l'incisione per togliere i reni danneggiati. Devo attirare l'attenzione di qualcuno. Così cominciò ad agitasi ed a fare alcuni rumori con le corde vocali. L'infermiera se ne accorse. "Dottore, credo che la paziente si stia svegliando".

Il Dr. Bobbitt si fermò e disse a Lester: "Dr. Popkin, credo che la nostra paziente abbia bisogno di un altro bolo di fentanil."

Lester rispose: "Va bene Dr. Bobbitt." Iniettò l'anestetico da una siringa che non aveva manomesso e la paziente si riaddormentò subito. E aggiunse: "Mi dispiace, dottore. Alcuni pazienti sono metabolizzatori veloci ed hanno bisogno di dosi più elevate di anestetico. Le avevo detto di non bere succhi di pompelmo questa mattina."

"Nessun problema" osservò il chirurgo. La spiegazione di Lester del perché Marjorie si era svegliata era chiaramente una bugia. E' noto che il succo di pompelmo è un inibitore dell'attività enzimatica del fegato: una sua assunzione avrebbe portato ad una maggiore e non minore presenza del fentanil. Lester aveva bisogno di coprire la manipolazione del farmaco, ma nella fretta non riuscì a trovare una risposta che avesse spessore scientifico.

L'intervento finì senza altri incidenti. Un chirurgo specializzando ricucì Marjorie, che fu portata nella sala del risveglio. Lester uscì dalla sala operatoria e andò direttamente nella stanza degli specializzandi senza ulteriori commenti e tirò fuori l'anestetico prelevato.

Alla luce di quello che era successo, ritenne di aver

guadagnato una ricompensa. "Vieni da papà", disse mentre caricava la siringa contenente una maggior quantità di fentanil rispetto al solito. Trovò la vena e spinse lo stantuffo rapidamente con piacere. In pochi minuti, la luce della stanza divenne fioca. Il suo corpo divenne molle e si accasciò svenuto sul pavimento.

Il giorno dopo, al mattino presto, due specializzandi, un chirurgo e un anestesiologo, si presentarono all'ospedale per le operazioni chirurgiche elettive. Dopo che si erano cambiati, uno dei due tornò indietro nella stanza degli specializzandi e trovò Lester esanime sul pavimento. Era morto. L'ago della siringa contenente Fentanil era nella vena del suo braccio. Indossava ancora il suo camice verde da sala operatoria.

Sul caso della tossicodipendenza di Lester Popkin, l'errore del Dr. Robert Derksen fu di non aver agito subito. Forse ammirava il suo antico talento atletico e, solo per questo motivo, gli diede il beneficio del dubbio. Tuttavia, fu lo stesso Lester a pagare il prezzo più alto.

*

L'abuso di Fentanil rimane una delle principali fonti di tossicodipendenza tra gli operatori sanitari. I medici che sono più vulnerabili all'abuso di narcotici sono gli anestesisti ed i farmacisti, perché hanno un accesso più facile a questa sostanza. La disponibilità dei cerotti transdermici a base di Fentanil ha creato una nuova via d'abuso. Ci sono state delle segnalazioni di furti di cerotti prelevati dai cadaveri da parte di medici legali e dai loro assistenti. Sono stati messi in atto sistemi di controllo e doppie verifiche per ridurre al minimo gli abusi. Quando i medici o gli infermieri vengono scoperti ad abusare di droga, subiscono la revoca dell'abilitazione da parte della Commissione di Licenza Statale. Per riavere l'abilitazione, i medici o gli infermieri devono entrare in un programma di riabilitazione che prevede regolari visite psichiatriche e lo screening tossicologico urinario a sorpresa, due volte a settimana. La raccolta del campione viene eseguita sotto osservazione diretta di un testimone dello stesso sesso. Il periodo di prova è normalmente di cinque anni. Benché questo possa sembrare troppo pesante, il programma è stato istituito per proteggere la salute dei pazienti. I medici che sono sotto effetto di sostanze stupefacenti non sono in grado di prendere delle decisioni razionali, come si è visto chiaramente nel caso del Dr. Lester Popkin. Mi sono reso conto della pericolosità del Fentanil dal caso che ha portato alla morte del Dr. Popkin. Come può un uomo intelligente e ben educato cadere in questa trappola? Poco dopo la sua morte, mi fu chiesto di partecipare ad un programma per la salute medica, in qualità di consulente in tossicologia. Dopo aver prestato servizio per molti anni, ho scoperto che i medici e gli infermieri sono una popolazione molto vulnerabile all'abuso di droga, a causa dell'elevato stress procurato dal loro lavoro e dal facile accesso alle prescrizioni mediche.

Il sapore della morte

Drew Cosgrove, da giovane, sapeva di essere diverso dagli altri ragazzi del quartiere. Non giocò mai a baseball o a calcio con i maschi, e preferiva uscire con le ragazze della sua età: non voleva solo frequentarle, voleva essere come loro. Sembrava che avesse più cose in comune con loro che con i ragazzi. Crescendo in modo così diverso, Drew era diventato molto timido. Gli mancavano autostima e fiducia in se stesso. I suoi genitori sapevano che probabilmente era omosessuale o almeno tendeva ad esserlo, ma non lo incoraggiarono nè lo scoraggiarono.

"Drew sarà diverso dagli altri", disse suo padre alla madre. Drew aveva un fratello maggiore, eterosessuale, ed una sorella che era sposata ed aveva un figlio.

Col passare degli anni, alcune delle ragazze che gli erano amiche dalla scuola elementare, capirono che Drew probabilmente era gay e, pertanto, si allontanarono da lui. Di conseguenza, Drew passò il primo anno del liceo da solo e depresso. Trent Monsanto, il consulente scolastico, si accorse delle difficoltà che Drew incontrava per stare nel gruppo. Lo comprese perché da giovane aveva affrontato gli stessi problemi. Trent era un omosessuale riservato, tanto che nessuno della scuola ne era a conoscenza. Disse a Drew che avrebbe potuto provare a recitare nel doposcuola e lui, al secondo anno di scuola, si iscrisse al corso di teatro.

Il teatro fu la cosa migliore che gli potesse capitare: trovò il suo spazio come attore. Non era capace di cantare e nemmeno di ballare, ma capì che amava stare di fronte al pubblico. Era capace di imitare le voci e i modi di fare delle altre persone e, così facendo, divertiva il pubblico. Il teatro gli diede quella sicurezza di sé che non aveva mai avuto da bambino. Le sue vecchie amiche si accorsero che aveva trovato se stesso, ne furono felici e iniziarono a riavvicinarsi. I ragazzi smisero di canzonarlo e bullizzarlo come avevano fatto ai tempi della scuola elementare. Non divennero mai suoi amici, ma ora lo rispettavano.

Alcuni dei ragazzi del teatro erano esplicitamente gay ed anche se non si innamorò di uno di loro, Drew cominciò a realizzare di avere le stesse tendenze. Questo fu di sollievo per i suoi genitori: almeno Drew ora sapeva chi era e poteva decidere della sua vita. Durante l'ultimo anno la scuola mise nel programma di teatro "Qualcuno volò sul nido del cuculo." Drew ottenne il ruolo di protagonista. Era una parte a lui congeniale in quanto non sentiva di appartenere alla scuola, proprio come McMurphy, il personaggio che interpretava, che non si sentiva parte del manicomio. La maggiore differenza era che Drew avrebbe potuto cambiare ambiente, mentre McMurphy era costretto a rimanere dov'era. Drew andò all'università dove si laureò in scienze dello spettacolo con grande soddisfazione. Imparò a conoscere i cosmetici, i costumi, la scenografia, gli oggetti di scena, la regia, il montaggio dei film e la produzione. Anche se la recitazione era il suo interesse principale, pensò che se non avesse avuto successo come attore, avrebbe potuto lavorare dietro le quinte. Il teatro dell'università era riuscito a sviluppare il suo talento per la recitazione. I suoi professori gli avevano insegnato come immergersi nel ruolo e ad imparare l'uso delle espressioni del volto al posto del linguaggio. Soprattutto imparò che le tre cose più importanti per avere successo sono: *provare, provare, provare*. Doveva conoscere il suo copione e quello di tutti gli altri come se la commedia l'avesse scritta lui. La cosa che gli riusciva più difficile era immaginare come lo avrebbe voluto vedere il pubblico. Così rivedeva le registrazioni delle sue prove, più e più volte. Giurò a se stesso che nessun altro avrebbe potuto interpretare meglio di lui quel ruolo. Appena Drew si laureò, andò a Hollywood. I suoi genitori, che pagavano le spese universitarie, gli dissero che lo avrebbero aiutato finanziariamente per altri due anni, dopo di che avrebbe dovuto arrangiarsi. Non si illudeva che il mondo dorato di Hollywood si invaghisse di lui né che avrebbe avuto subito molte opportunità. Così iniziò a lavorare come addetto alle pulizie. Il suo orario di lavoro era flessibile, e questo gli permetteva di prendere appuntamenti e fare delle audizioni. Drew si rivolse ad un agente, Jules Cotton. Concordarono di cambiare il suo nome. Da quel momento, diventò Drew Spencer. Durante i sei anni successivi, ottenne piccoli ruoli in alcune televisioni commerciali e come sostituto nel Teatro Comunale. Durante uno dei suoi spettacoli, Wesley Cable, un gestore di un negozio di articoli sportivi, lo vide e se ne innamorò. Andò dietro le quinte per incontrare quell'attore "in erba". Ci fu immediatamente sintonia tra i due: Wesley era un omone, nove anni più vecchio di Drew. Dopo tre mesi, il ragazzo andò a vivere nell'appartamento del gestore e quest'ultimo divenne molto protettivo nei suoi confronti e si prese cura della sua carriera che era appena iniziata.

Sei mesi dopo, arrivò quella che sembrava essere la grande

occasione per Drew. Il suo agente ottenne un provino per una nuova edizione di una serie televisiva di Neil Simon. Gli fu chiesto di interpretare il ruolo di Felix Unger, un maniaco della pulizia. Drew collegò il personaggio alla vita reale perché anche lui aveva una personalità ossessiva-compulsiva, specialmente quando si trovava ad interpretare nuovi ruoli. Se avesse ottenuto la parte, avrebbe avuto un lavoro fisso per tutta la durata della serie televisiva. Studiò il ruolo di Jack Lemon nel film e di Tony Randall nello show televisivo. Ricevette una copia della parte che imparò con scrupolo.

Drew si preparò per l'audizione nel suo appartamento. Chiese a Jules di poter leggere la parte di Oscar Madison. Wesley era al lavoro nel negozio; Drew era preoccupato e nervoso. Sapeva che questo era un momento fondamentale per la sua carriera e non voleva perderlo. Jules capì che Drew era nel panico e decise di aiutarlo. Aveva qualcosa nella sua valigetta che avrebbe potuto farlo rilassare. Sapeva che Drew aveva un debole per i dolci e che teneva delle scatole di preparato per biscotti nell'armadio. Voleva semplicemente "condirli" nella speranza di farlo concentrare un po' meno sul copione, in modo che il suo talento naturale venisse fuori più spontaneamente.

Jules prese una confezione con la scritta "Spice" sull'etichetta, che aveva appena comprato in un negozio di stupefacenti, svuotò il contenuto in una delle scatole di preparato per biscotti, lo mescolò e mise l'impasto a cuocere nel forno di Drew. Sarebbe stato pronto da mangiare in un'ora.

*

Come responsabile del laboratorio di tossicologia, era mio compito conoscere quali droghe circolavano nella città dove esercitavo. I cannabinoidi sintetici come lo "Spice"e il "K2"sono analoghi ai tetraidrocannabinolo, o al THC, il principio attivo della marijuana. Nei pazienti con il cancro e l'infezione da HIV, la marijuana viene utilizzata per stimolare l'appetito e per diminuire il senso di nausea e il vomito. Si sperava che i cannabinoidi sintetici sarebbero stati prodotti in modo da non avere effetti allucinogeni. Il vantaggio dell'uso dei cannabinoidi sintetici per chi ne abusa è che non vengono rilevati dagli esami tossicologici delle urine, così le persone possono assumerli senza essere incriminati. La loro identificazione da parte dei laboratori richiede strumenti molto sofisticati, come lo spettrometro di massa. Il mio laboratorio di tossicologia è in condizione di analizzare questi composti perché avevo chiesto di acquistarli legalmente per poterli studiare. Ora, quando il Pronto Soccorso identifica un paziente con sospetto uso di cannabinoidi sintetici, abbiamo i mezzi per identificarli e fra poco tutti gli ospedali dello stato ci invieranno i campioni di urina da analizzare.

*

Dopo alcune ore di prove deludenti, Jules disse a Drew di prendersi una pausa. Il ragazzo era molto bravo a rappresentare il personaggio di Felix Unger, ma sentiva che non avrebbe ottenuto la parte se non fosse migliorato. Jules tirò fuori i biscotti "corretti" con la droga, sperando di migliorare la sua performance. Dopo che ebbero mangiato due biscotti a testa, e si stavano rilassando per alcuni minuti, Jules ricevette una telefonata. Era un altro suo cliente che doveva discutere un contratto. "Drew, devo incontrare una persona, ma quando ritornerò passeremo alla seconda scena." Si mise la giacca e andò via.

Drew era ancora seduto sul divano quando iniziò a

sentirsi confuso, con le vertigini, agitato e ancora più ansioso di prima: non sarebbe stato in grado di presentarsi all'audizione e chiamò Wesley nel suo ufficio.

"Qual è il problema, Drew?"

"Stavo facendo le prove con Jules e mi è venuta la nausea. Mi sento come se fossi drogato, però è diverso dalle altre volte," disse a Wesley.

"Dov'è Jules?"

"E' dovuto andare via. Wesley, davvero mi sento strano. Mi gira la testa."

Il loro appartamento era al quinto piano. "Drew non muoverti, arrivo subito." Wesley prese il suo capotto, disse ai suoi colleghi che aveva una emergenza e si diresse verso casa. Quando arrivò, Drew era ancora sdraiato sul divano. "Come ti senti adesso?", chiese Wesley.

"Ancora molto male."

L'uomo sollevò il ragazzo dal divano e lo aiutò ad andare in camera da letto. Gli tolse le scarpe e le calze e lo mise sotto le coperte. Poi spense la luce, chiuse la porta e andò in cucina a preparare un caffè. Forse questo lo avrebbe tranquillizzato un po'. Si sedette per qualche minuto e tutto sembrava tranquillo. Poi sentì un trambusto provenire dalla camera. Wesley si alzò subito per vedere se Drew avesse bisogno di qualcosa. Quando aprì la porta, fu colpito dallo shock più grande della sua vita. Il ragazzo era saltato, oppure caduto dalla finestra. Proprio sotto l'appartamento c'era una piscina, ma era coperta e conteneva pochi centimetri d'acqua, non sufficienti a diminuire l'impatto. Wesley sporse la testa fuori dalla finestra e vide Drew a faccia in giù, immobile. Uscì velocemente dall'appartamento, corse giù dalle scale e aprì la porta.

Alcune persone che passeggiavano in quel momento si avvicinarono alla piscina. Wesley gridò ad uno di loro:

"Per l'amor di Dio, chiamate un'ambulanza! Chiamate il 9-1-1". Toccò il corpo immobile di **Drew**: era vivo ma privo di conoscenza. Wesley si tolse la T-shirt e la mise sopra il petto di Drew per riscaldarlo.

" Quanto ci vuole perché arrivi quest' ambulanza?", chiese. Pochi minuti dopo sentì il rumore delle sirene: furono i nove minuti più lunghi della sua vita. I paramedici con cautela spostarono Drew sulla barella e poi nell'ambulanza. Wesley salì con loro e partirono. Andarono all'ospedale dove venivano portate tutte le star di Hollywood, ma **Drew** non era certo una di loro. **Aveva** gravi lesione alle gambe e ai fianchi ed una massiva emorragia interna. Le sue condizione furono giudicate critiche. Wesley aspettò ansioso fuori dal Pronto Soccorso. Quando i parametri vitali di Drew si stabilizzarono, fu trasferito in terapia intensiva. I campioni di sangue e urine furono inviati al laboratorio clinico per le analisi. Nello screening tossicologico non furono identificati nè alcol nè le più comuni droghe. Quando Jules tornò all'appartamento vide che tutto attorno al palazzo c'era la polizia. Chiese cosa fosse accaduto, e il poliziotto gli disse che qualcuno si era lanciato fuori dalla finestra dell'appartamento. Guardò in alto e vide la finestra rotta. Non ne era certo, ma pensò che fosse la finestra della camera da letto di Drew. Dopo aver sentito ciò, Jules corse dentro il palazzo diretto verso l'appartamento. Quando arrivò, c'era un nastro giallo sulla porta di ingresso su cui lesse,"SCENA DEL CRIMINE VIETATO OLTREPASSARE." Poi pensò fra sé, "sarà stato Drew a buttarsi fuori della finestra?

Uno dei poliziotti chiese a Jules le generalità. Lui rispose,

"Drew è un attore e io sono il suo agente. Stava provando una parte per un'audizione che doveva tenersi questa sera. Stava bene quando l'ho lasciato per andare ad incontrare un'altra persona." Poi Jules vide che un agente stava guardando i biscotti residui in cucina. Ebbe un tuffo al cuore. E' possibile che la droga nei biscotti sia la causa di quanto è avvenuto? Si chiese. Un poliziotto gli chiese qualcosa sui biscotti e lui confermò che li aveva preparati, ma non disse nulla dei cannabinoidi sintetici. Il pacco vuoto di "Spice" si trovava ancora nella sua valigetta ventiquattrore.

Forse non la troveranno. Ma poi vide che i biscotti erano stati messi in un sacchetto etichettato "Prova. Scena del Crimine" mentre il poliziotto diceva agli altri agenti che stava portandoli in laboratorio per analizzarli e capire se contenevano sostanze allucinogene. A questo punto, Jules crollò e ammise le sue responsabilità.

"E' stato un mio errore. Ho aggiunto ai biscotti dei cannabinoidi sintetici. Ma non pensavo proprio che avrebbero causato questo incidente. Per l'amor di Dio". Jules fu preso in custodia e portato alla stazione di polizia per ulteriori indagini.

Nel corso delle ore successive, le condizioni di Drew peggiorarono. Wesley gli fu vicino per tutto il tempo, ma Drew non aprì mai gli occhi nè riprese conoscenza. La mattina presto del giorno seguente, morì. Nel referto, fu scritto che la causa della morte erano le lesioni associate alla caduta. I campioni di sangue post-mortem ed i tessuti furono inviati per analizzare la presenza di cannabinoidi sintetici. Furono inviati anche alcuni biscotti. Utilizzando lo spettrometro di massa, potemmo confermare la presenza di Spice nei biscotti e nei campioni di sangue e questa informazione fu usata per incriminare Jules di omicidio colposo.

Poiché Jules non aveva alcun motivo di fare del male a Drew, e la droga che aveva messo nei biscotti, a quel tempo, era legale negli U.S.A., egli fu assolto da ogni accusa.

*

I cannabinoidi sintetici furono inizialmente sintetizzati da John W. Hoffman, un professore di chimica organica dell' Università di Clemson. Il chimico cercò di trovare dei sostituti chimici al delta-9-tetraidrocannabinolo o THC, il principio attivo della marijuana. Malgrado il suo onorevole intento, i cannabinoidi sintetici ora sono venduti come droghe ricreative. Sono etichettate con nomi come Spice, K2, e Fuoco e Ghiaccio. Il Dr. Hoffman sintetizzò centinaia di cannabinoidi sintetici, molti dei quali sono identificati con un numero e con le sue iniziali JWH. Gli standard necessari per l'analisi con lo spettrometro di massa non sono presenti in commercio per tutti i THC sintetici da lui prodotti. Il programma "Accertamenti di assenza di tossicodipendenza sul posto di lavoro", non ha incluso gli esami per i cannabinoidi sintetici tra quelli richiesti ai dipendenti statali. Perciò, Spice e K2 rimangono un ottimo mezzo per drogarsi senza essere scoperti.

Nel 2012, a seguito di una ondata di casi nei Pronto Soccorsi di pazienti che avevano usato dei sali da bagno contenenti mefedrone e cannabinoidi sintetici come il JWH-18, alcuni stati emanarono una legislazione che vietava la vendita e la distribuzione di queste droghe. L'Agenzia Antidroga degli U.S.A. usò il diritto di legiferare in emergenza per aggiungere i 5 cannabinoidi sintetici nella tabella I delle sostanze controllate. Sfortunatamente, questo ha prodotto una seconda generazione di droghe sintetiche. Una legge più intelligente, che alcuni stati hanno avviato, vorrebbe bandire tutti i cannabinoidi sintetici, affinchè nessuna droga che produce simili effetti spossa essere considerata legale. E' ironico che in California dove l'uso della marijuana è prevalente, l'uso dei cannabinoidi sintetici sia minore rispetto gli altri stati. Molto probabilmente è una questione economica di offerta e domanda. L'elevata disponibilità della marijuana tradizionale, associata al minor prezzo rispetto allo Spice riduce la richiesta del composto sintetico. Una situazione simile si osserva a Washington e in Colorado dove la marijuana è legale.

Recensione delirante

Nonostante fosse un evento annuale, era necessario un intero anno per organizzare il rave party che si sarebbe tenuto in città. L'anno prima, più di 3000 ragazzi e giovani erano venuti ad ascoltare la musica frenetica del genere "techno" e "psytrance". Era un insieme frenetico di esibizioni dal vivo e di DJ. Lo stadio era munito di apparecchiature audio molto avanzate, un sistema informatico molto sofisticato per il controllo delle luci che ne assicurava la sincronizzazione con la musica, e il fumo artificiale che riempiva l'aria. Molti ragazzi erano arrivati da tutte le parti dello stato con laser e torce fluorescenti per ballare e godersi la scena.

"Ogni anno migliora", osservò uno dei partecipanti. Paul Fiona era il responsabile del Comitato Organizzatore del Rave. C'erano migliaia di piccoli dettagli da risolvere, inclusi gli sponsor commerciali, che avevano bisogno del permesso del comune, i contatti con i giornalisti, i biglietti, il cibo, gli annunci pubblicitari, l'attività promozionale, i volontari, l'illuminazione, l'attrezzatura audio, i problemi locali e il noleggio dei bagni chimici. Ad alcuni dei gruppi più noti venivano riservate maggiori attenzioni, compresi i trasporti, la sistemazione negli alberghi, la qualità del cibo e delle bevande. Paul assegnò un gruppo musicale a ciascun albergatore affidandogli il compito di seguire il gruppo durante la loro esibizione e soddisfare tutte le necessità. Fu istituita un'unità medica all'interno dell'area dell'evento che era segnalata in modo appropriato. Poiché la maggior parte dei partecipanti era composta da giovani, Paul non era molto preoccupato dalla possibilità di gravi problemi di salute, ma sapeva che faceva molto caldo all'interno della platea, in particolare sotto il palco ed i ragazzi erano ammassati e ballavano molto vicini. L'anno precedente, alcuni spettatori erano svenuti, ma il problema maggiore era certamente la sicurezza. Ingaggiò dei poliziotti in pensione e delle compagnie di vigilanza per essere sicuro che non si verificassero comportamenti indisciplinati: dovevano controllare il traffico ed occuparsi del parcheggio. Successivamente, decise di arruolare altro personale, perché in passato si erano verificati molti imprevisti. La sicurezza antincendio era una priorità, e così studiò il caso dell'incendio che si era verificato nella città di Providence in Rhode Island nel 2007, dove erano stati autorizzati i fuochi pirotecnici, ma le uscite di sicurezza erano bloccate. La maggior parte degli spettatori morì tra le fiamme perché non fu in grado di uscire abbastanza velocemente. Quest'evenienza non sarebbe dovuta accadere, non sotto il controllo di Paul: aveva vietato il fumo e proibiti i fuochi d'artificio. Posizionò molti cartelli che indicavano le uscite e si assicurò che nessuna di esse fosse bloccata. Assegnò ad ogni ingresso un uomo per controllare che nessuno potesse entrare di nascosto. La data del grande evento si stava avvicinando e Paul credeva che tutto fosse stato predisposto al meglio e che l'evento sarebbe stato un successo; era il primo concerto importante che avesse organizzato, ma era certo che se avesse avuto successo, avrebbe ricevuto molte proposte di lavoro come organizzatore di eventi. Pensò di avere tutto sotto controllo. Paul sapeva che molti partecipanti alla festa avrebbero assunto l'Ecstasy, ma nessuno aveva avuto problemi fino a quel momento. Ma lui non poteva prevedere tutto.

*

Fredrick Samuels era conosciuto in città come "Smooth dog" e spacciava droga fin dai tempi del liceo. Proveniva da una famiglia di genitori divorziati e aveva capito ben presto che c'era al mondo una sola persona che lo potesse aiutare: lui stesso. Iniziò col vendere "erba", ma poi passò al crack, metamfetamine e Ecstasy. Era stato fermato e tratto in arresto dalla polizia, ma era stato abbastanza intelligente da non far scoprire i suoi affari. Da qualche tempo aveva assunto delle persone che vendevano e distribuivano la droga per conto suo. Lui acquistava "prodotti" di qualità da un laboratorio clandestino locale e metteva il suo marchio sulla droga. In questo modo, gli acquirenti abituali avrebbero potuto chiedere la droga chiamandola per nome. Smooth produsse una partita di droga in occasione dell'ormai imminente rave party. Il fornitore gli disse che era la sostanza migliore che avesse mai prodotto. Smooth ci aggiunse il suo logo "Prime", ed incaricò la sua squadra di distribuire dei campioni gratuiti ai partecipanti alla festa per agganciarli.

"Spiegate ai partecipanti che se assieme al ritmo della musica e alle luci lampeggiati, c'è anche l'ecstasy, sarà un vero e proprio viaggio", disse ai suoi spacciatori. "Forza, uscite e rendete orgoglioso il vecchio Smoothie."

*

Alicia Cheng lavorava fin dal suo primo anno di liceo, come commessa in una drogheria del posto. La sua famiglia non aveva denaro sufficiente a farle frequentare l'università, e lei non aveva intenzione di andarci. Venne a sapere del rave da alcuni suoi amici che ci avevano preso parte l'anno prima. Conosceva bene l'Ecstasy, l'aveva provata ad altre feste e le era piaciuta. La rilassava e la rendeva più indulgente del solito verso i suoi amici. Le era capitato di sentirsi un po' giù il giorno dopo averla assunta, ma ne valeva la pena. Così quando un gruppo di amici le chiese di partecipare al rave, non rifiutò. Lei e altre tre sue amiche guidarono fino all' ingresso posteriore del parcheggio, arrivando un'ora prima che iniziasse la festa. Una di loro comprò una cassa di birra con l'obiettivo di sentirsi più rilassate. Quando finalmente fu aperto l'ingresso, uscirono dall'auto ed entrarono nell'arena. Portarono con loro pupazzetti, guanti con le luci al led e ad altri accessori. L'Ecstasy procura, a chi la assume, **un aumento delle sensazioni di contatto, di empatia e di fusione con le persone vicine.** Alicia aveva portato con sé un panda di peluche.

Smooth sguinzagliò i suoi spacciatori per tutta l'arena. Approcciavano chiunque sembrasse un possibile acquirente di Ecstasy. Uno dei suoi venditori, Jonesy, si imbatté in Alicia e le sue amiche. "Hey ragazze siete qui per divertirvi questa notte?" disse loro.

"Lo conosci?", chiese una di loro, indicandolo con il dito. Tutte avevano capito perché Jonesy fosse lì e che cosa stesse vendendo.

Così quando un'amica di Alicia tirò fuori un biglietto da dieci dollari, "Il primo è da parte mia, lui le sorprese dicendo "carina, la prima dose è un mio regalo" e diede a ciascuna di esse una pillola. "Ne ho molte altre. Ricordate il marchio", disse e si allontanò. Le ragazze andarono in bagno, e ingoiarono la pillola con un sorso di acqua. Alice infilò la bustina vuota in tasca, mentre usciva dal bagno.

Il concerto era appena iniziato quando Alice si sentì "strana". La droga non le stava dando gli stessi effetti delle altre volte. Invece di rilassarsi si sentiva tesa. Invece del calore, sentiva dei brividi. Invece dell'empatia era in paranoia. "State lontane", disse alle sue amiche, che la guardavano in modo strano. Le luci, la musica forte, il caldo e i corpi sudati che la attorniavano la fecero entrare in panico. Si precipitò fuori per prendere un po' d'aria fresca. Il suo respiro divenne affannoso ed il cuore cominciò a battere velocemente. La bocca era estremamente asciutta ed iniziò a sudare copiosamente.

"Non riesco a vedere dove sto andando," disse fra sé. "Ogni cosa mi sembra sfuocata." Improvvisamente perse i sensi e sbatté la testa sul pavimento duro dell'arena. All'inizio nessuno la vide perché era scuro e ciascuno si faceva gli affari suoi, e lei si era allontanata dalle sue amiche. Dopo qualche minuto, qualcuno notò la ragazza distesa e cercò di sollevarla, ma lei non rispose. Un gruppo di persone la portò fuori dell'arena, il suo panda cadde per terra e fu calpestato dalla gente. Qualcuno andò a chiedere aiuto al posto di primo soccorso medico. Il personale cercò di rianimarla senza successo. Paul chiamò un'ambulanza che stazionava vicino all'arena. Alicia fu messa su una barella e poi caricata nell'ambulanza che si diresse al General Hospital, e fu fatta una chiamata per allertare il personale del Pronto Soccorso.

Un reporter televisivo, che stava registrando lo show, vide quello che era accaduto ad Alicia. Marvin Scott chiamò il suo editore e gli raccontò quello che era successo; la redazione diede il permesso alla squadra televisiva di recarsi al General Hospital ed Il cameraman impacchettò le attrezzature che erano state predisposte per filmare l'evento. Marvin non aspettò che la squadra finisse i preparativi, salì sulla sua auto e seguì l'ambulanza fino in ospedale. Durante il tragitto verso l'ospedale, Alicia ebbe una crisi e cominciò ad agitarsi. Il personale paramedico fece di tutto per impedirle che si facesse male e si mordesse la lingua. Quando arrivarono all'ospedale fu visitata dal personale del Pronto Soccorso. Era incosciente e aveva un punteggio della Scala di Glascow (GCS) molto basso. La GCS è una misura ampiamente utilizzata per valutare obbiettivamente il grado di incoscienza di un individuo. Una persona completamente sveglia ha un punteggio di 15, mentre il punteggio minimo corrisponde al coma profondo. Il personale documentò per Alicia un GCS di 3, il punteggio più basso della scala. La ragazza era molto calda, con una temperatura corporea di 39,5°C. Le fecero una flebo e fu trasferita all'unità di terapia intensiva, dove il personale medico iniziò le procedure per far abbassare la febbre. Le fu inserito un catetere di Foley e fu inviato in laboratorio un campione di urina. Dopo 40 minuti, l'analisi dimostrò che era positiva all'Ecstasy. Non furono trovate altre droghe, e l'Ecstasy, da sola, non poteva provocare un **problema così grave**.

I reporter televisivi, compreso Marvin Scott, si riunirono fuori dell'ospedale aspettando notizie sull'accaduto e sulle condizioni di Alicia. C'erano anche i poliziotti che speravano di interrogare Alicia e le sue amiche. Durante la serata i programmi televisivi locali furono interrotti per gli aggiornamenti. Il risultato fu che le stazioni televisive, le radio locali e il General Hospital stesso ricevettero centinaia di chiamate di genitori ansiosi i cui figli e figlie erano ancora al rave. La maggior parte dei partecipanti non sapeva cosa fosse accaduto in quanto non poteva sentire gli squilli dei cellulari a causa dell'elevato volume della musica, o perché erano stati addirittura spenti. Marvin scoprì che altri cinque partecipanti al rave avevano avuto gli stessi effetti di Alicia, ma di diversa gravità. Erano stati tutti inviati in altri ospedali per essere curati. Il fatto più interessante era che tutti coloro che si erano sentiti male, erano discendenti degli Indiani.

Quella sera, dopo che Alicia era stata trasferita all'unità di terapia intensiva, fui chiamato mentre ero a casa. Il tossicologo del Centro Antiveleni, la Dr.ssa Jean Murphy, che gestiva il caso, aveva contattato il Dr. Ray Gervais, uno dei miei tossicologi, per sapere se il laboratorio fosse in grado di determinare se Alicia era in overdose di Metilenediossimetanfetamina, MDMA, il componente attivo dell'Ecstasy, oppure se la droga fosse stata tagliata con qualcosa che aveva causato il problema. Anche la polizia era interessata ad avere una risposta a questa domanda, perché avrebbe indirizzato le indagini successive. I poliziotti avevano sentito da qualche partecipante del rave, che c'era qualcuno che regalava pillole di Ecstasy. Furono in grado di confiscare alcune pillole e le inviarono a Ray per farle analizzare nel laboratorio del General Hospital. Nello stesso momento, la polizia chiese se qualcuno del Pronto Soccorso avesse perquisito Alicia. Nella tasca dei suoi jeans, trovarono l'involucro della pillola con il marchio "Prime" stampato all'esterno. Anche l'involucro vuoto fu inviato al laboratorio e per essere analizzato. Ray sapeva che se avessero trovato tracce di droga, queste avrebbero potuto fornire il legame con quella trovata nel sangue e nelle urine di Alicia.

Ray lavorò tutta la notte sperando di fornire al personale medico della terapia intensiva dei risultati che potessero aiutare Alicia. Durante una pausa, andò in reparto per vederla. La famiglia di Alicia era in sala di attesa. Una donna, che lui pensò fosse la madre, stava piangendo disperatamente. Ray superò la sala d'attesa senza guardare, e si diresse verso la porta principale dell'unità di terapia intensiva. Mostrò la sua carta di identificazione e la guardia lo fece entrare. Alicia era sotto una coperta refrigerante. Aveva il tubo per la respirazione inserito in bocca, e le flebo collegate alla vena del braccio. Erano stati posizionati anche dei cateteri arteriosi per prelevare il sangue per l'analisi dell'ossigeno, anidride carbonica, e dell'equilibrio acido-base. Gli occhi della paziente erano chiusi. Jean Murphy vide Ray entrare e gli fece cenno di avvicinarsi.

"Come sta?" chiese Ray.

L'altro medico rispose "Non bene. Ha abbondanti emorragie interne. Le prossime ore saranno critiche. Non hai ancora trovato qualcosa di utile nelle analisi?"

"Ho estratto le droghe dal sangue e anche dalle urine di Alicia, e le ho analizzate con il nostro spettrometro di massa: avremo le risposte entro 30 minuti". Dopo queste parole, Ray lasciò il reparto ancora più determinato a scoprire la verità su che cosa fosse avvenuto. Rientrato in laboratorio, iniziò ad osservare i dati dello spettrometro di massa. Al General Hospital, il mio gruppo aveva sviluppato una nuova strategia tossicologica basata sull'alta risoluzione dello spettrometro di massa. Invece che "bombardare" le droghe per produrre frammenti le cui masse devono essere messe a confronto con i dati standard, la nostra tecnica ad alta risoluzione consente di individuare la massa esatta di qualsiasi composto rilevato nel campione, senza frammentarle. Questa informazione ci consente di determinare la formula molecolare del composto in esame. In questo modo, il database che permette di identificare componenti sconosciuti si è notevolmente arricchito. E' sufficiente digitare in un programma informatico la struttura chimica della molecola e viene visualizzato un elenco dei composti che corrispondono alla formula. "E' più semplice comprendere il problema osservando tutto il quadro, piuttosto che cercare i singoli pezzi", dissi ai miei studenti.

Ray guardò i risultati delle analisi del sangue e delle urine di Alicia, e dalle pillole di Ecstasy recuperate dal party. Era particolarmente interessato alle pillole con la sigla "Prime". I dati tossicologici dimostrarono chiaramente la presenza di Ecstasy in tutti i campioni di Alicia e nelle pillole. La concentrazione nel suo organismo era più elevata di quella prevista per una singola ingestione e quando esaminò la concentrazione contenuta nella pillola stessa, scoprì che la quantità di Ecstasy presente era cinque volte superiore rispetto alla quantità prodotta normalmente nei laboratori. Smooth, senza saperlo, aveva somministrato un'overdose ad Alicia ed agli altri che erano stati intossicati. Ray non fu capace di individuare altre sostanze in nessuno dei campioni analizzati: era sicuramente una situazione di overdose. Concordando con le conclusioni di Ray, chiamai la Dr.ssa Murphy per dirle quello che avevamo trovato e l'informazione fu divulgata anche agli altri ospedali che stavano curando gli altri casi di tossicità da Ecstasy.

Nel frattempo, Alicia stava peggiorando. Sviluppò una disfunzione multiorgano tra cui insufficienza epatica e renale, arresto cardiaco e un disturbo emorragico. I medici iniziarono ad effettuare massicce trasfusioni a causa del continuo sanguinamento. Decisero di provare l'emofiltrazione *veno-venosa continua* anche prima di venire a conoscenza dei dati di Ray che dimostravano la ragazza era in overdose da Ecstasy. Si tratta di una tecnica di emodialisi particolare che consente la rimozione delle tossine a basso peso molecolare. Nonostante questi sforzi, non riuscirono a salvare Alicia, che morì circa cinque ore dopo il suo arrivo al Pronto Soccorso. Ray era presente quando venne data la notizia alla famiglia. Non fu una bella scena per una persona che non aveva mai affrontato, prima di quel momento, la morte di una persona giovane. Tutti i medici che avevano curato Alicia si commossero per la sua morte. Ray non riuscì a consolarsi, pur sapendo di aver fatto tutto il possibile.

Nessuno degli altri casi del rave party finì in tragedia. Il mio gruppo era curioso di comprendere perché il veleno dell'Ecstasy avesse causato problemi gravi solo nei discendenti degli Indiani. Decidemmo di condurre uno studio di associazione genetica per vedere se potevamo identificare un gene specifico o una mutazione presente con una certa frequenza tra gli Indiani, e che avrebbe reso Alicia sensibile agli effetti della droga. Sfortunatamente, a causa delle leggi sulla privacy abbiamo ottenuto il permesso per ottenere il DNA di soli altri due pazienti intossicati da Ecstasy al rave. In alcuni ospedali, chiesero di firmare il modulo di consenso informato che dava la possibilità ai ricercatori di utilizzare i campioni di sangue per scopi futuri, garantendo l'anonimato. Gli ospedali nella nostra regione non chiesero tali consensi.

La polizia confermò che tutti i partecipanti al rave che si erano sentiti male avevano assunto il Prime. Dopo aver interrogato un certo numero di persone, furono in grado di capire che Smooth Dog aveva consegnato la droga a Jonesy. Entrambi furono individuati, arrestati ed accusati di omicidio volontario e procurato pericolo a minori. Il grande evento organizzato da Paul Fiona si rivelò il peggior incubo che avesse mai immaginato. Nessuno lo accusò per quanto era accaduto al rave ma, fu sempre associato a questa tragedia. Lasciò la sua promettente carriera di pianificatore di eventi, e trovò altro da fare nella sua vita.

*

I rave party continuano ad esistere in tutti gli U.S.A., Europa, e in estremo oriente. Le forze dell'ordine non sono in grado di impedire queste riunioni. Giovani poliziotti in borghese fanno del loro meglio per catturare e arrestare gli spacciatori durante i concerti. Dopo la morte di Alicia Cheng, un consiglio comunale ha introdotto una legislazione per bandire i rave party nei luoghi pubblici che promuovono un ambiente favorevole all'uso di Ecstasy. Sfortunatamente, questa legge è stata vista come una violazione dei diritti individuali per la libertà di parola ed espressione. "Tu non puoi vietare un tipo di musica", argomentarono gli oppositori. A Los Angeles, una ragazza di 15 anni è morta di recente per arresto respiratorio e insufficienza multiorgano a causa di un'overdose di Ecstasy. Sua madre fu intervistata da una televisione locale. "Stavo organizzando una bella festa per il suo sedicesimo compleanno", disse "Ora devo organizzare il suo funerale."

Contenitore per la raccolta delle feci

****

Ronald Brown aveva intrapreso la carriera di marinaio. Entrò nella Marina Militare subito dopo il liceo e diventò marinaio di prima classe dopo un corso di base. Prestò servizio prima su un cacciatorpediniere, poi su una portaerei militare ed, infine, il suo incarico più recente veniva svolto sull'USS Santa Cruz, un lanciamissili. Ronny, dieci anni prima che i tatuaggi diventassero una moda, si fece tatuare da marinaio, sul suo enorme bicipite, una grande ancora con tre lettere "USN (Marina degli Stati Uniti)". Fece carriera e col tempo, a 40 anni compiuti, diventò secondo capo scelto: fu uno dei primi afroamericani nella storia degli U.S.A. a ricevere questa nomina. Anche se inizialmente alcuni marinai bianchi avevano avuto dei problemi nell' accettare la sua autorità, il Capo Brown aveva sempre trattato tutti con giustizia ed i pregiudizi nei suoi confronti erano stati subito cancellati. Rispettava gli ufficiali e gli piaceva il suo ruolo di capo e consigliere dei marinai appena arruolati. Era un duro, ma cercava di non dimostrarlo. Da giovane, aveva gareggiato come peso medio nel torneo di pugilato delle forze armate, ed era arrivato al terzo turno prima di perdere contro un ragazzo passato più tardi al professionismo. La carriera pugilistica di Ronny fu di breve durata: ebbe un problema alla spalla ed abbandonò il ring.

Non era sposato e, come tutti gli altri ragazzi, a volte

andava nei bordelli dei porti dove la nave attraccava. Una casa particolarmente popolare era nota come "Tender Trap". A differenza degli altri marinai che nel fare l'amore desideravano variare le posizioni in maniera eccentrica, Ronny voleva farlo quasi sempre nella posizione del "missionario" e di solito preferiva ragazze che sapessero parlare un po' di inglese. La USS Santa Cruz restò ormeggiata nel golfo della Tailandia per vari mesi, vicina ma non diretta, verso il mare della Corea del Nord. Se si fossero aperte ostilità, sarebbe arrivata sul posto in poche ore. Quando era in franchigia a Bangkok, Ronny iniziò ad interessarsi particolarmente ad una ragazza.

*

Tamarine era nata in una famiglia povera. Aveva cinque anni e sua sorella Kamala ne aveva sei, quando a suo padre, scaricatore di porto, fu chiesto di andare a fare il marinaio su una nave mercantile; partì ma non ritornò più. La madre faceva la cuoca in un ristorante del porto: lavorava sodo tutti i giorni e cercava di dare il meglio di sé per le sue figlie. Tuttavia, quando divennero poco più che adolescenti, iniziarono tutte e due a prostituirsi. La maggior parte dei loro clienti erano marinai in transito al porto. Alle ragazze veniva assicurato un alloggio, da mangiare e le cure mediche essenziali, niente di più. Il bordello non si preoccupava di dar loro un'educazione; Tamarine, Kamala e le altre ragazze avevano di fronte un futuro triste, ma potevano fare ben poco per cambiare la loro vita. Tamarine notò che quando le ragazze più anziane perdevano il loro bell'aspetto, venivano buttate in mezzo alla strada. Molte di loro erano già diventate dipendenti dalla cocaina o dall'oppio. Tamarine era più carina di sua sorella e, pertanto, attirava più clienti. Era anche più intelligente delle altre ragazze e, nonostante non avesse un'istruzione, imparò un po' di inglese dai marinai.

Ronny la incontrò per la prima volta quando la scelse fra le ragazze del Tender Trap. Faceva il mestiere già da tre anni ed era diventata esperta nel settore: si truccava molto bene per risultare più attraente, sapeva come muovere i fianchi per sedurre gli uomini e faceva di tutto per renderli felici e poter così guadagnare più soldi per lei e per sua sorella. Sperava di poter fuggire, prima o poi, da quel posto schifoso. Per Ronny, quando la vide per la prima volta, lei era come tutte le altre prostitute, solo più giovane. Ma già dopo la prima sera, si rese conto che, anche se era trent'anni più vecchio, se ne stava innamorando. Tornato sulla nave, non riusciva a smettere di pensare al suo bel visino ed al suo sorriso innocente. Quando potè godere di nuovo della libera uscita, si diresse direttamente verso il Tender Trap, chiese espressamene di Tamarine e fu felice che fosse libera, e non impegnata con altri uomini. Col passare del tempo, i loro incontri si basarono sempre meno sul sesso e sempre più sull'amicizia. Lei migliorò il suo inglese e fu capace di sostenere una piacevole conversazione. Lui cominciò a farle domande sulla sua vita, del perché avesse cominciato a lavorare in un bordello, e che cosa faceva quando non era con i suoi clienti.

Anche lei gli chiese come fosse la vita sulla Santa Cruz. Lui le confidò che il lavoro stava diventando noioso e stava pensando di congedarsi per tornare a casa. La metresse del Tender Trap si accorse della simpatia che era sbocciata fra Ronny e Tamarine, ma non fece nulla per impedirla: Ronny dava buone mance e non aveva mai causato problemi a nessuno.

Dopo circa otto mesi, Ronny entrò nell'alloggio del

Capitano Craig Lohman per discutere del suo congedo dalla Marina. Aveva diritto ad una buona pensione ed al servizio sanitario a vita. A 48 anni era ancora abbastanza giovane per iniziare un nuovo lavoro. Il marinaio era stato alle dipendenze del Capitano Lohman per quasi nove anni ed aveva instaurato un buon rapporto con lui. L'ufficiale si interessò affinchè le procedure di pensionamento e le pratiche amministrative fossero avviate; nel giro di un mese Ronny sarebbe tornato, per la prima volta da quando era ragazzo, alla vita civile. Il Capitano gli chiese in quale porto volesse scendere. Quando rispose "Bangkok", capì che c'era qualcuno che lo stava aspettando.

Ronny chiese a Tamarine di sposarlo e di lasciare la Tailandia per andare a vivere in America. Aveva già provveduto a pagare la gestrice del Tender Trap per la perdita della sua "dipendente". Tamarine accettò felice la proposta. La maggior parte delle altre ragazze si felicitarono con lei, le fecero una piccola festa, ma Kamala invece era triste, perché sarebbe rimasta sola. La sorella le promise che non appena avesse avuto più soldi, sarebbe tornata a prenderla, ma Kamala ebbe il presentimento che non avrebbe più visto sua sorella.

Ronny scoprì che per agevolare l'immigrazione, sarebbe stato meglio sposare Tamarine sul territorio Americano piuttosto che in quello tailandese. Così chiese un ultimo favore al suo Capitano, un privilegio che lui riteneva fosse nelle facoltà del suo ufficiale superiore in quanto comandante della nave.

"Attualmente, i comandanti delle navi non hanno l'autorità di sposare i marinai né chiunque altro", gli disse il Capitano "Ma io sono anche un ministro ordinato, per cui lo posso fare." Dopo una settimana di preparativi, tutto era in ordine. La nave venne addobbata   a festa e fu preparato un altare improvvisato. Anche Kamala e sua madre furono invitate a partecipare.

"Tamarine Janpong vuoi prendere il secondo capo scelto, uhm... , volevo dire il civile Ronald Brown, come tuo legittimo sposo?" disse il Capitano.

"Sono pronta" disse velocemente, per paura che l'offerta fosse revocata. Poi, avendo capito il suo errore, si corresse e disse: "No, volevo dire si!"

Il capitano ripeté la domanda a Ronny e, dopo la sua risposta, il Capitano Lohman concluse, "per il potere che mi è stato concesso dallo Stato della California vi dichiaro marito e moglie. Puoi baciare la sposa." La banda della lanciamissili Santa Cruz suonò la marcia nuziale, e Tamarine e Ronny passarono sotto l'arco di spade. Le lame si toccarono, a due a due, con la punta sopra le teste degli sposi, per poi riaprirsi al passaggio della coppia. Tamarine divenne la Signora Ronald Brown. Passarono la luna di miele a Singapore e due settimane più tardi volarono verso gli Stati Uniti per iniziare la loro nuova vita.

*

I due sposi decisero di andare a vivere dalle parti di San Diego dove presero un appartamento in affitto, vicino alla spiaggia che dava sull'oceano. A Tamarine questo posto ricordava Bangkok. Molti marinai ed ex marinai vivevano lì, ed anche al marito quel posto piaceva molto. Ronny si offrì di lavorare in un bar il cui proprietario era un ufficiale che era stato suo superiore. Il Tenente John Dank era stato nella marina militare per 10 anni, ma non aveva mai voluto fare carriera. Quando si congedò, aprì un bar chiamato Last Call. All'inizio Ronny lavorò come buttafuori. La sua prestanza lo aiutò a dissuadere qualsiasi rissa, ma lui non voleva far valere soltanto il suo fisico. Così andò a scuola per imparare a fare il barista. Dank fu più che felice di offrirgli il lavoro di barista ed anche un aumento di stipendio, quando ebbe completato il corso di istruzione.

La vita negli Stati Uniti fu molto più di una sistemazione per Tamarine. Sebbene ci fossero molti asiatici nella zona, lei non conosceva nessuno e pochi parlavano la sua lingua. Iniziò a sentirsi molto sola e Kamala le mancava molto. Poco dopo il suo arrivo negli Stati Uniti, venne a sapere che sua madre era morta per un avvelenamento alimentare, e questo la rese ancora più infelice di prima. Non conosceva altro lavoro se non quello dei "servizi di escort" che Ronny naturalmente le aveva proibito. Negli Stati Uniti voleva dimenticare quel mondo e perciò iniziò a lavorare come cameriera in un albergo vicino a casa. Non aveva l'auto e quindi andava al lavoro a piedi. Pregò suo marito di farla diventare madre, pensando che un bambino avrebbe dato un senso alla sua vita. Lui, avendo quasi cinquanta anni, non era particolarmente entusiasta dell'idea.

Ronny disse a John Dank "Sarò sottoterra a concimare margherite quando mio figlio frequenterà il liceo", ma cedette alle richieste della moglie, e Tamarine rimase presto incinta. Durante la visita prenatale, confidò al medico di aver lavorato in un bordello dove aveva contratto la sifilide e l'epatite A, ma in quel momento non era malata. Gli esami di laboratorio risultarono negativi per il virus dell'immunodeficienza umana, l'epatite B e C e la gonorrea.

Il bambino di Tamarine sarebbe dovuto nascere nella primavera dell'anno successivo, ma nacque cinque settimane prima e pesava poco meno di 2 chilogrammi. Ronny preferì aspettare nella sala d'attesa piuttosto che stare insieme a Tamarine in sala parto per assistere alla nascita; gli uomini della sua generazione non facevano quel genere di cose. Anche se prematura, la bambina sembrava sana: la chiamarono Isra, che in Arabo significava "Viaggio Notturno".

Mentre la bambina era ancora ricoverata, le fu prelevato un campione di meconio e fu inviato al laboratorio clinico per individuare l'eventuale presenza di droghe. Con "meconio" si intendono le feci che si formano nell'intestino del feto tra il terzo e quarto mese di gravidanza e rimangono nel tratto gastrointestinale fino al parto. È un materiale appiccicoso e scuro, molto diverso dalle feci normali e viene normalmente escreto dal bambino al momento della nascita o poco dopo. Venne raccolto anche un campione di urine di Tamarine, che fu inviato al laboratorio per lo screening tossicologico. Era una prassi per escludere l'abuso di droga come causa del basso peso del neonato. Entrambi questi esami furono eseguiti senza che Ronny e Tamarine ne fossero a conoscenza e senza la loro autorizzazione. Le urine di Tamarine risultarono negative per ogni tipo di droga ricreativa. Però il meconio di Isra era positivo per cocaina. Le droghe ricreative assunte dalla madre durante la gravidanza si accumulano nel meconio. I bambini le cui madri hanno fatto uso di cocaina o crack hanno ritardi nello sviluppo e difficoltà di apprendimento. Mentre una positività degli esami delle urine indica un uso fino a pochi giorni dal parto, un risultato positivo nel meconio indica un uso regolare per tutto il periodo della gravidanza. Cosi, un risultato negativo allo screening tossicologico urinario non contraddice il risultato positivo nel meconio perché questo dato può significare un'astinenza dalla droga poco prima del parto. I risultati vennero trasmessi al pediatra che contattò l'Ufficio di Servizio di Protezione del Bambino per avviare un'inchiesta sull'affidamento del bambino a Tamarine e Ronald.

I test iniziali furono eseguiti in laboratorio utilizzando l'approccio dello **screening tossicologico**. L'ufficio chiese al laboratorio un'analisi di conferma del risultato. Il mio laboratorio ha eseguito per molti anni esami sul meconio dei bambini al General Hospital. E' una struttura che prende in carico le persone svantaggiate e non assicurate: molte donne che abbandonano i loro bambini sono tossicodipendenti da cocaina, eroina o metamfetamine e non si trovano nelle condizioni di prendersi cura dei loro figli emotivamente, psicologicamente ed economicamente. I risultati positivi dei test tossicologici del mio laboratorio, qualche volta portano all'allontanamento dei bambini dalla loro casa per darli in affidamento. Ma sono veramente pochi i casi di contestazione da parte delle madri o dai famigliari. La maggior parte di queste madri torna sulla strada a prostituirsi o a continuare a drogarsi. Tuttavia, dovevo essere sicuro che i risultati fossero validi dal punto di vista medico-legale, nel caso in cui ci fosse stato un ricorso. Così oltre al test di screening eseguito da molti ospedali, abbiamo sviluppato un test di conferma basato sulla spettrometria di massa. Questa procedura di conferma è ormai diffusa fra i tossicologi clinici, e molti altri laboratori ospedalieri ci inviano il meconio per effettuare i test di conferma dei risultati positivi. Il meconio di Isra fu inviato al General Hospital che confermò la positività alla Benzoilecgonina, il principale metabolita della cocaina.

Basandosi sul referto del mio laboratorio, l'Ufficio di Protezione convocò un'udienza per valutare l'idoneità di Tamarine e di Ronny ad allevare Isra. L'Ufficio venne a conoscenza che Tamarine era stata una prostituta e che aveva avuto delle malattie sessualmente trasmissibili. Ronny era molto più vecchio di lei. Se si fosse rivelata inidonea, sarebbe stata capace di prendersi cura della sua bambina? Il suo reddito era modesto, e questo dato rappresentava un fattore aggiuntivo che avrebbe potuto incidere sulla decisione. Il fatto che fossero una coppia di razza mista avrebbe potuto avere un peso sul parere del comitato, ma questo argomento non sarebbe stato svelato, in quanto chiaramente discriminatorio.

Quando Ronny venne a conoscenza che il meconio di Isra era risultato positivo alla cocaina, affrontò subito Tamarine.

"Dove hai preso la droga? Ti ho portato via dalla Tailandia e mi tratti così? Come hai potuto farmi questo?"

Tamarine dichiarò a Ronny la sua innocenza. "Non faccio queste cose", disse nel suo inglese stentato. "Conoscevo delle ragazze che assumevano cocaina quando tornavano a casa, ma non io, né mia sorella. Sono una brava ragazza."

Ronny cercò in casa qualche prova dell'assunzione di cocaina o crack. Non trovò carte, polveri, rasoi, tubi e nemmeno fiammiferi. Uno dei suoi amici marinai gli disse che c'era un modo per scoprire la polvere di cocaina. Qsuesto kit era stato ideato per i genitori che volevano controllare i figli. Così la comprò tramite internet, strisciò il comò ed il bagno di Tamarine e la spedì ad un laboratorio per il test sulla cocaina. Il risultato fu negativo per tutte le droghe e Ronny si convinse dell'innocenza di sua moglie.

Durante l'udienza, i medici del comitato parlarono separatamente con Tamarine e Ronny. La scarsa padronanza dell'inglese di Tamarine fu un problema perché interpretò male

149

alcune domande. Ronny ammise che all'inizio non era favorevole ad avere un bambino, ma la sua opinione cambiò immediatamente quando vide Isra e la tenne tra le sue braccia. Gli chiesero se avesse preferito avere un bambino maschio ma, sebbene avesse detto di no, il linguaggio del suo corpo manifestava il contrario. A Tamarine fu chiesto se di nascosto a Ronny, nel locale dove lavorava come cameriera, si fosse prostituita per avere più soldi. Lei negò fermamente dicendo che la prostituzione faceva parte ormai del suo passato. Raccontò che sua sorella faceva ancora la prostituta a Bangkok e questo di certo non la aiutò. Dopo aver preso in esame tutte le documentazioni, l'Ufficio di Protezione emanò una sentenza di colpevolezza per i Brown e Isra fu allontanata dai suoi genitori. Tamarine pianse disperatamente mentre Ronny l'accompagnava fuori della sala delle udienze. Lui giurò che non si sarebbe arreso e avrebbe combattuto ancora. Ingaggiò un ufficiale in pensione che era stato suo superiore sulla Santa Cruz e che ora faceva la professione di avvocato nella zona. Sam Garcia ritenne che si potesse evidenziare un profilo razzista nel caso della famiglia Brown. L'avvocato, a sua volta, mi contattò per saperne di più sui test tossicologici effettuati. "Una volta che riceviamo il campione nel laboratorio", spiegai "Abbiamo la sicurezza documentata del luogo del prelievo e della sua conservazione. Chiunque abbia avuto a che fare con il campione è identificato con firma, data e ora. Facciamo particolare attenzione all'integrità del sigillo, e rifiutiamo di accettare campioni con il sigillo rotto." Gli mostrai la documentazione della catena di custodia che riportava ogni passo del processo. Sam non trovò nessun errore nei documenti di laboratorio.

Ma poi rimarcai: "Nella mia esperienza, la

documentazione della catena di custodia dei campioni di meconio, è spesso carente. Nei reparti neonatali, ci sono bambini che piangono, madri, famigliari, medici, specializzandi, infermiere, operatori sociali e ausiliari che vanno e vengono costantemente. È un ambiente talvolta veramente caotico. Suggerirei di controllare la documentazione relativa alla richiesta degli esami del meconio".

Sam tornò in ospedale, chiese la cartella clinica e le schede sanitarie riguardanti il parto di Tamarine. L'ospedale non aveva un accesso elettronico al sistema. Sam cercò di trovare la motivazione della richiesta dell'esame del meconio: nella documentazione riguardante Isra non c'era alcun riferimento alla necessità di richiedere tale esame. Non era chiaro chi avesse inviato la richiesta specifica per l'esame di laboratorio. Sam andò in laboratorio e recuperò la documentazione che accompagnava il meconio di Isra. Mentre l'ora e la data della ricezione del campione dal laboratorio erano trascritti, non c'era la firma del medico richiedente. Sam notò che il campione era arrivato al laboratorio il sabato sera. Non c'erano altre richieste di esami su sangue o urine di Isra. Dissi a Sam che gli errori di laboratorio accadono più spesso nei fine settimana e durante le vacanze, quando c'è meno personale e più impiegati part-time.

Riferendomi alle nascite, dissi al Sig. Garcia: "Non puoi chiedere a madre natura di adeguarsi alle festività". Sam chiese di vedere i registri degli altri bambini presenti nel reparto quel giorno. Scoprì che quel giorno il reparto era completamente pieno e fu in grado di dimostrare che le urine di un'altra donna, che aveva partorito lo stesso giorno di Tamarine, erano positive alla cocaina. Anche se era stata fatta una richiesta di analisi del meconio per quel bambino, il laboratorio non aveva ricevuto alcun campione da analizzare. Poteva esserci stato uno scambio di campioni? Era realmente possibile che il meconio non fosse di Isra, ma dell'altro bambino? Sam chiese che l'Ufficio Protezione facesse una nuova convocazione per prendere in esame le nuove prove.

Viste le lacune nella documentazione per gli esami sul meconio, l'Ufficio Protezione annullò la sentenza e Isra fu restituita ai suoi genitori. Il Servizio di Protezione non inviò alcuna lettera di scuse o ammissione di colpa. Tamarine e Ronny compresero di essere stati fortunati ad avere riavuto la bambina. Era stata solo un problema dovuto a "motivi tecnici". Isra aveva vissuto nella casa adottiva per sei mesi. Come disposto dalla legge, durante questo periodo non furono concessi permessi di visita a Tamarine e Ronny. Secondo tutti, Isra era una bambina normale e sana. Tamarine abbracciò la sua bambina e le promise che non l'avrebbe mai più lasciata. Isra face un versetto e sorrise: sembrava che riconoscesse sua madre in Tamarine.

Sam Garcia fece causa all'ospedale per conto di Ronny e Tamarine. Non volendo nessuna cattiva pubblicità, l'ospedale patteggiò. Fu stabilito che non ci fosse alcuna ammissione di colpa, ma a Tamarine non importava, poiché la bambina le era stata restituita. Con i soldi, Tamarine fece in modo che sua sorella smettesse di fare la prostituta al Tender Trap e la raggiungesse a San Diego. Tamarine e Ronny incontrarono Kamala all'aeroporto al momento dell'arrivo. C'era anche la piccola Isra. Il loro incontro fu accompagnato da molte lacrime, ma questa volta, erano lacrime di gioia.

*

L'Istituto Nazionale sull'abuso di Droga ha stabilito che nel 2008
assumono droghe durante la gravidanza il 16% delle ragazze fra i 15 e 17

anni, il 7% fra i 18 e 25 anni, ed il 2% fra 26 e 44 anni. Il tasso corrispondente per abuso di alcol in questi stessi gruppi di età di ragazze e donne incinte è stato rispettivamente del 14%, 5% e 4%. Il test tossicologico sul meconio è una pratica comune negli ospedali che coprono una popolazione in cui è diffusa l'assunzione di droga. Questo test non può, invece, essere utilizzato per determinare l'abuso di alcool durante la gravidanza.

Sistemi di richiesta computerizzata e documentazioni cliniche informatizzate stanno diventando lo standard per l'attività medica. Oggi nella maggior parte degli ospedali un test di screening non può essere richiesto a meno che non provenga direttamente da un medico o dal suo staff. Nel caso di Tamarine, una registrazione computerizzata avrebbe richiesto la documentazione con la firma del medico. Il programma non avrebbe consentito la presentazione del campione senza che questa parte fosse completata. Gli scambi di campioni sono stati significativamente ridotti con l'implementazione di questi sistemi.

Vivi o muori

Deidre Murphy aveva un obiettivo, un solo obiettivo nel proseguire la scuola infermieristica. Voleva incontrare e sposare un medico così da poter vivere come la "moglie di un medico". Lei ed il marito sarebbero presto entrati a far parte dei club più esclusivi, avrebbero partecipato agli eventi sociali ed ai tornei di bridge, andando a pranzo con persone ricche e famose. Sognava di poter avere una cameriera, un giardiniere ed una parrucchiera. I suoi figli avrebbero avuto la balia e avrebbero frequentato scuole private. Deidre proveniva da una famiglia operaia; sua madre aveva fatto la cameriera per 20 anni e la ragazza si riteneva offesa dal modo con il quale l'aveva cresciuta. Giurò che la sua vita sarebbe stata diversa. Così negli anni della scuola superiore, uscì solo con ragazzi che pensava avrebbero avuto successo nella vita, e mai con quelli poveri come lei e senza futuro. Deidre era carina, ma non uno schianto: sapeva rendere piacevole il suo aspetto grazie al trucco e all'acconciatura. Cercava di non apparire come una ragazza facile, ma di essere abbastanza provocante per attirare l'attenzione. Sfortunatamente, il suo piano si rivelò un fallimento. Quando i ragazzi che avvicinava scoprivano che proveniva dalla parte più povera della città, non le concedevano una seconda occasione. Fu così che decise di iscriversi alla scuola per infermieri. Lavorò due anni come cameriera per mettere via i soldi e pagarsi la retta. I suoi voti erano buoni, ma il vero problema erano i soldi perché la famiglia non aveva i mezzi per sostenere la sua istruzione. Una volta entrata nella scuola, Deidre si rivelò una studentessa superiore alla media. Andava bene sia nelle prove scritte che in quelle pratiche, anche se qualche volta aveva barato nelle risposte multiple copiando da uno degli studenti più bravi mentre il sorvegliante non la stava guardando. Tuttavia odiava il lavoro per il quale si stava preparando: l'idea di dovere essere al servizio dei bisogni degli altri la disgustava.

Dovrei essere io quella che viene servita e riverita, pensava fra sé. Ma quello che la motivava a continuare era la convinzione che fosse la sua unica possibilità per ritagliarsi una vita migliore. Quando si diplomò, fu assunta al General Hospital nell'Unità di Terapia Intensiva. La maggior parte di questi pazienti erano sedati o intubati, e non erano in grado di parlare: era il posto di lavoro ideale per lei.

E' già tanto che io debba essere la loro infermiera, non voglio certo mettermi a discutere dei loro stupidi problemi, pensò. Non manifestò mai questo suo atteggiamento nelle relazioni con i pazienti, né con i suoi superiori o con le altre infermiere del piano. Invece, quando c'erano gli specializzandi, si rivolgeva loro in modo particolarmente attento e interattivo.

Deidre era brava nel suo lavoro di infermiera. A quel tempo c'era scarsità di infermiere, e così non le fu difficile ottenere il posto. Molte delle infermiere impiegate nell'Unità di Terapia Intensiva andavano incontro ad esaurimento dopo pochi anni a causa dell'elevato stress lavorativo. Anche le infermiere dei reparti oncologici cambiavano frequentemente i turni per lo stesso motivo. Deidre non ebbe mai questo problema, non si prese mai cura dei suoi pazienti: per lei, non rappresentavano molto di più che dei pezzi di carne. Il suo vero obiettivo erano i giovani medici che un giorno sarebbero diventati ricchi e famosi.

Deidre riuscì ad attirare l'attenzione di alcuni dei medici più bravi solo per fare sesso dopo il servizio. Sfortunatamente per lei, la maggior parte di questi medici erano sposati e i rapporti non duravano a lungo. Spesso pensò di telefonare ad una delle **mogli per vendicarsi, ma** resistette alla tentazione. Se si creava la fama di "infermiera facile di costumi e di parole", avrebbe rischiato di rovinare le sue possibilità di successo.

L'Unità di Terapia Intensiva del General Hospital era costituita da cinque unità separate: l'Unità di Cura Coronarica, che aveva in carico i pazienti con problemi cardiaci, l'Unità Chirurgica che aveva in carico pazienti dopo gl'interventi di chirurgia elettiva e d'emergenza, l'Unità di Terapia Intensiva Neonatale, che si prendeva cura dei bambini prematuri, l'Unità di Terapia Intensiva Pediatrica che curava ragazzi ed adolescenti e l'Unità Medica di Terapia Intensiva, alla quale era stata assegnata Deidre, che curava la maggior parte dei pazienti anziani inviati dalle case di cura per malattie acute. Spesso questi pazienti morivano per insufficienza cardiaca. L' unità disponeva di otto stanze con letti singoli ed ogni infermiera aveva in carico due pazienti. C'era anche una postazione infermieristica centrale che teneva traccia della documentazione e dei farmaci somministrati ad ogni paziente. A Deidre fu cambiato il turno diurno con quello notturno: lo trovò più rilassante, con meno chiamate telefoniche e più autonomia. Il lavoro veniva anche pagato di più a causa dell'orario notturno, ma a lei non importava, non aveva nessuno che l'aspettasse a casa. La cosa più importante era la presenza di parecchi strutturati e specializzandi da avvicinare. In realtà, era molto impegnata durante il giorno: cercò di stuzzicare alcuni di quelli più attraenti urtandoli accidentalmente o tenendo, a volte, il camice aperto per far vedere il suo seno, ma in generale, queste tecniche non funzionavano.

Dopo un anno di turni notturni, la vita sociale di Deidre non era migliorata. Aveva avuto un sacco di rapporti fugaci con assistenti e infermieri notturni nelle stanze libere, ma era chiaro che si trattava solo di sesso senza un futuro. Quindi ideò un piano migliore per farsi notare.

Potrei mettermi in risalto se fossi coinvolta in un episodio terapeutico straordinario. Così architettò un piano: avrebbe iniettato ad uno dei suoi pazienti una dose elevata di Epinefrina tale da provocare un arresto cardiaco. Sarebbe stata la prima a recarsi sul posto per segnalare l'arresto cardiaco ed effettuare la rianimazione cardiorespiratoria di emergenza iniziale in attesa dell'arrivo della squadra di soccorso con il carrello di emergenza.

Deidre scelse come sua vittima il Sig. Patrick Withe, che era ricoverato per una grave malattia polmonare ostruttiva cronica, risultato di decenni di fumo di sigarette. Era intubato e sedato nel suo letto di ospedale. Deidre mise le mani nell'armadietto che conteneva i farmaci dell'unità per prelevare i flaconi di Epinefrina. A quel tempo, i prodotti farmaceutici erano tenuti in armadietti chiusi con documentazione cartacea del loro utilizzo. Solo in seguito, venne installato un sistema di gestione computerizzata dei farmaci che richiedeva l'accesso con la propria password per prelevarli e somministrarli. Deidre era tra i membri dell'unità di terapia intensiva che avevano le chiavi dell'armadietto dei farmaci. L'Epinefrina appartiene alla classe dei farmaci con effetto vasopressorio. Così come la Norepinefrina, è un ormone e un neurotrasmettitore endogeno in grado di regolare la pressione sanguigna; nei momenti di estremo pericolo, è impiegata come farmaco per restringere i vasi sanguigni periferici, aumentando così la pressione sanguigna negli organi centrali come cuore, cervello e fegato, fondamentali per la vita. Per tanti anni è stata utilizzata per curare i pazienti con arresto cardiaco e shock anafilattico. La dose standard per il trattamento di un arresto cardiaco è di 1 mg. Ma ad alte concentrazioni, l'effetto dell'Epinefrina è paradossale: provoca un arresto cardiaco.

Deidre aveva appreso queste cose mentre frequentava la scuola infermieri, e quindi somministrò volutamente un'elevata dose di Epinefrina, pari a 5 mg, e aspettò nella sala d'attesa dell'Unità di Terapia Intensiva che il Sig. White andasse in arresto cardiaco. Quando l'allarme suonò pochi minuti dopo, si precipitò al capezzale del Sig. White manifestando sorpresa, ed iniziò il massaggio cardiaco. Dall'unità infermieristica partì un avviso automatico attraverso gli altoparlanti dell'ospedale. "Arresto cardiaco, Unità Medica di Terapia Intensiva, letto tre." Quando il personale dell'unità arrivò, trovò Deidre che lavorava energicamente sul Sig. White cercando di rianimarlo. Si scansò e consentì ai membri del team di intervenire. Tentarono la defibrillazione al signor White diverse volte, ma non riuscirono a far ripartire il battito cardiaco, né il respiro spontaneo. Dopo mezz'ora, con grande sorpresa da parte di Deidre, il paziente del letto numero tre spirò. L' obiettivo di questa storia era salvare il Sig. White così da apparire come un'eroina. Ucciderlo non rientrava nei suoi piani, ma ora si trovava ad un punto di non ritorno. Venne dichiarato il decesso e il Sig. White fu coperto con un lenzuolo fino alla testa. Nella camera mortuaria, alle due del mattino, non c'era nessuno e così chiusero la porta della stanza senza trasferire il deceduto. Il corpo di Mr. White rimase in unità intensiva fino al mattino seguente. Non venne eseguita nessuna autopsia perché il paziente era anziano ed aveva vari problemi di salute. Secondo i suoi desideri, venne imbalsamato e sepolto accanto alla moglie che era morta due anni prima. Anche se Deidre aveva appena commesso un omicidio, non si rendeva conto di essere riuscita a commettere questa atrocità. Questo farmaco ha l'effetto più forte di qualsiasi droga che io abbia mai usato, pensò fra sé. Era ironico che l'arma del delitto fosse proprio la stessa sostanza che le stava scorrendo nelle vene provocandole questo brivido. Potrei ripeterlo, fu il suo pensiero.

Non vi fu alcun sospetto che la morte del Sig. White fosse un reato. Deidre si presentò a lavoro, nell'Unita di Terapia Intensiva, senza preoccupazioni o rimorsi per la morte del paziente. Passarono diversi mesi senza problemi. Poi, durante un weekend, ricevette una telefonata da uno specializzando che aveva incontrato una notte di qualche settimana prima al bar ospedaliero. Il Dr. Ben Taylor era uno specializzando in ginecologia che aveva appena fatto nascere un bambino. Fu un parto podalico difficile perché il bambino uscì dal grembo materno con i piedi e non con la testa. La madre urlava dal dolore, ma insisteva nel far nascere il bambino in modo naturale, così non le fu fatta alcuna anestesia epidurale. Il travaglio finì solo dopo mezzanotte. Sebbene fosse stanco, il Dr. Taylor era ancora sveglio per la scarica di adrenalina causata da quel parto difficile. Sapeva che Deidre era un gufo notturno per via dei suoi orari e pensava che potesse essere disponibile per una cena a quell'ora di notte. Telefonò all'Unità di Terapia Intensiva e chiese alla ragazza quando avrebbe finito il servizio. L'Unità quella notte non era affollata, e lei aveva in carico un solo paziente, la Sig.ra O'Toole, una novantenne con insufficienza cardiaca congestizia terminale. Sapeva che se non ci fossero stati pazienti, lei sarebbe potuta andare via prima. Così anche se la Sig.ra O'Toole era ancora viva, disse a Ben che si sarebbe potuta liberare entro un'ora. Deidre andò di nascosto a prelevare alcune fiale di Epinefrina nell'armadietto dei farmaci. Ma questa volta, iniettò una dose letale alla Sig.ra O'Toole, che morì quasi subito. Dopo la morte della Sig.ra O'Toole, Deidre poté firmare il registro d'uscita e prepararsi per l'incontro con Ben. Nessuno dell'unità sospettava ci fosse stato un crimine. Lei aveva sviluppato un complesso di superiorità nei confronti dei pazienti. Posso decidere che viva o muoia, disse a se stessa. Il suo disturbo mentale era gravissimo.

Deidre era affascinata dalla morte e dal controllo che aveva sulla vita delle persone. Pensava che molte di quelle povere anime sfortunate fossero prossime alla morte, e che lei, semplicemente, le aiutasse. Pensava che molti pazienti non avessero una famiglia che stesse loro vicino e che se ne prendesse cura. Ovviamente, non poteva saperlo davvero, dato che l'orario per le visite finiva prima che lei iniziasse il suo turno di notte. Deidre fu responsabile della morte di tantissimi pazienti nell'Unità di Terapia Intensiva durante i tre anni in cui vi lavorò. Verso la fine del suo impiego in quell'Unità, la motivazione di quello che faceva si trasformò in una vendetta contro il suo destino: non era coinvolta nella rianimazione dei pazienti, ma solo nella loro morte.

*

Sarah Gellman lavorava nel Controllo di Qualità del General Hospital. Parte del suo lavoro era controllare i fascicoli dei casi in cui si era verificato un evento insolito. Alcune delle cose che il suo gruppo doveva controllare erano gli esiti degli interventi chirurgici, la frequenza delle infezioni intraospedaliere, i tassi di rigetto dei trapianti d'organo, gli errori terapeutici ed i decessi nell'ospedale. I risultati di queste statistiche erano divulgati al consiglio medico statale e divenivano di pubblico dominio. Le valutazioni ospedaliere erano in parte basate su questi dati. Il General Hospital era inserito al top della lista dello stato per molte discipline. Sarah era orgogliosa del fatto che aveva contribuito a portare ad un elevato livello la reputazione dell'ospedale.

Quando controllò i registri dell'Unità di Terapia Intensiva, un dato attirò la sua attenzione. Il tasso di frequenza di arresti cardiaci nell' Unità Medica di Terapia Intensiva, era molto elevato rispetto alle altre Unità. Sembrava che si verificasse più spesso durante la notte. Qual'era il comune denominatore? Si chiese Sarah. Prima stabilì quale fosse il team medico incaricato di ogni singolo caso, per vedere se c'era qualcosa di ricorrente. A volte era un team di cardiologia, altre volte era quello di pneumologia oppure quello di **neurologia: non trovò un nesso.** Poi controllò il personale infermieristico. Lì notò che molti di questi decessi si verificavano quando Deidre Murphy era in servizio. Era conosciuta come infermiera che svolgeva un buon lavoro, apprezzato da molti dei medici dell'Unità e Sarah decise di fare attenzione per non incriminare un dipendente con una buona reputazione senza prove. Così chiamò la caporeparto, Samantha Frasier, che era anche un'amica con cui pranzava spesso insieme.

"Cosa ne sai di Deidre Murphy?" chiese un giorno a Sam dopo il pranzo.

"Deidre lavora nel turno notturno, e così la vedo solo velocemente al mattino, ma per tutti è un'eccellente infermiera dell'Unità. Perché me lo chiedi?"

Sarah riferì a Sam che l'Unità Medica di Terapia Intensiva aveva un'alta incidenza di arresti cardiaci rispetto alla media nazionale o regionale per servizi simili, e che Deidre era l'infermiera in servizio nella maggior parte di questi casi.

"Non posso provare nulla e non ti sto chiedendo di intraprendere alcuna azione disciplinare, ma potresti tenerla d'occhio?" Sam annuì e si separarono.

Basandosi sui verbali, Sam sospettò che Deidre facesse un uso inappropriato di Epinefrina nei pazienti dell'Unità. Stava forse utilizzando un dosaggio sbagliato di questo farmaco sui suoi pazienti, quando veniva prescritto? Secondo i registri mancavano alcune fiale, ma si immaginò che fosse a causa della documentazione lacunosa. C'era sempre confusione durante un arresto cardiaco, ed alcuni documenti potevano essere stati smarriti o compilati male. Ma poi realizzò che probabilmente c'era un motivo più grave per la mancanza di fiale. Così avvisò l'infermiere supervisore notturno dei sospetti su Deidre, e segretamente tennero traccia del numero di fiale disponibili. Deidre non sospettò di essere **sorvegliata e durante** le sei settimane successive programmò l'uccisione della prossima vittima. Questa volta fu il turno della Sig.ra Emily Rodriquez, una paziente con sclerosi multipla terminale. Dopo la sua morte, Sam controllò e trovò delle fiale vuote di Epinefrina nella spazzatura dell'Unità. Nella cartella clinica della Sig.ra Rodriquez non vi era traccia della nota che fosse stato eseguito un tentativo di rianimazione. Sam recuperò le fiale e le portò alla polizia per individuare possibili impronte digitali, anche se sapeva che sarebbe stato improbabile perché tutte le infermiere indossavano i guanti durante la manipolazione dei pazienti. Non avrebbe potuto avere la prova certa che fosse stata proprio Deidre a compiere gli omicidi ma, tuttavia, Sam il giorno dopo chiamò Sarah la quale a sua volta contattò gli avvocati dell'ospedale e il Procuratore Distrettuale Bobrick Kendall. Deidre fu arrestata con l'accusa di omicidio e fu licenziata. "Spero che non ci siano mai più morti sospette in questa Unità," disse Sarah dopo l'arresto.

Il Procuratore Distrettuale Kendall sapeva di avere solo indizi circostanziali contro Deidre. Senza l'ammissione di colpa o prove certe che fosse proprio l'iniezione dell'Epinefrina la causa dell'arresto cardiaco e quindi della morte successiva, **sarebbe stato obbligato a rimettere in libertà Deidre. Fui chiamato per vedere se potevo eseguire degli esami post-mortem volti a dimostrare la somministrazione di Epinefrina nei pazienti deceduti durante il servizio di Deidre. Il problema era che molti di questi erano morti già da mesi, se non da anni.**

Così dovetti formulare un piano per confermare o smentire i sospetti. Un'importante complicazione era data dal fatto che l'Epinefrina è un ormone rilasciato naturalmente poco prima di morti violente o cosiddette "agoniche". Si tratta di un meccanismo di difesa dell'organismo che si verifica in situazioni di stress estremo, talvolta chiamato **"istinto di sopravvivenza".** Tuttavia, tutti i decessi dell'Unità di Terapia Intensiva, erano avvenuti mentre i pazienti si trovavano in stato di incoscienza, per cui in condizioni normali, non ci dovrebbe essere stato nessun rilascio dell'ormone. Sapevo anche, che la Norepinefrina era un precursore dell'Epinefrina. Normalmente la Norepinefrina è presente nel sangue in una concentrazione 5 volte superiore all'Epinefrina. Questi ormoni vengono metabolizzati in

Normetanefrina e Metanefrina, rispettivamente, con un rapporto 5:1. Quindi un aumento della concentrazione di Epinefrina e Metanefrina, associato ad un rapporto sproporzionato di Norepinefrina e Normetanefrina, poteva suggerire che fosse stata fatta un'iniezione di Epinefrina. Esaminai l'umor vitreo prelevato dagli occhi delle vittime, anziché il sangue, in quanto questa matrice biologica resta ben conservata dopo la morte. Come "controllo negativo", utilizzai dell'umor vitreo prelevato da coloro che erano morti per cause naturali e confrontai i risultati con quelli della Sig.ra Rodriquez. Come "controllo positivo", ottenni dell'umor vitreo di soggetti ai quali era stata somministrata l'Epinefrina poco prima della morte durante la rianimazione. Infine, poiché è difficile pervenire a conclusioni definitive su un singolo caso di avvelenamento, il Procuratore Distrettuale Kendall ed io concordammo di esumare anche gli altri cadaveri in questione ed analizzare il loro umor vitreo. Il permesso venne accordato dal giudice che presiedeva il tribunale e dai famigliari dei defunti; le tombe furono aperte. Gli occhi intatti vennero inviati all'obitorio del General Hospital, dove riuscii a prelevare l'umor vitreo di tre delle vittime più recenti. Negli altri cadaveri, l'umor vitreo si era già "asciugato" e quindi non ci sarebbe stato niente da analizzare. Non essendo un medico legale, trovai terribile prelevare i liquidi dagli occhi, ma lo feci.

Dopo alcuni mesi di lavoro, fui pronto ad illustra i risultati delle mie ricerche al Procuratore Distrettuale. C'era una concentrazione di Epinefrina e del suo metabolita più alta nei campioni dei decessi sospetti e in quelli in cui è era stata somministrata l'Epinefrina durante la rianimazione rispetto a quelli dei pazienti morti per cause naturali. Ma come mi aspettavo, c'era molta variabilità nei risultati. Il rapporto tra epinefrina e norepinefrina era notevolmente squilibrato. Conclusi che questo provava che era stata fatta un'iniezione letale. Tuttavia dovetti avvertire il Procuratore Distrettuale che questi dosaggi non erano completamente validati per portare ad una conclusione che avesse una certezza del cento per cento. D'altronde è noto che molti scienziati sono arrivati a conclusioni basate su dati non scientificamente comprovati. Informai Kendall che non sarebbero stati condotti altri studi sull'Epinefrina in cadaveri sepolti da mesi. Una questione importante era la stabilità di queste sostanze in condizioni insolite, anche se il calcolo del rapporto avrebbe dovuto correggere qualsiasi instabilità, supponendo che l'Epinefrina e la Norepinefrina si degradino allo stesso modo. Kendall concordò che se avessimo presentato queste prove in pubblica udienza, l'avvocato difensore avrebbe probabilmente contestato la loro ammissibilità. Una sentenza contraria all'accusa su questo punto scientifico avrebbe potuto danneggiare la credibilità delle altre prove più circostanziali che dovevano ancora essere presentate.

Il Procuratore Distrettuale decise di non utilizzare i miei dati e di andare a processo utilizzando solo le prove circostanziali. Il punto chiave del caso era la statistica del numero di decessi che si erano verificati mentre Deidre era in servizio, quindi Kendall assunse uno statistico per fornire testimonianze competenti. C'erano più morti quando Deidre era in servizio rispetto a tutti gli altri turni messi insieme, compresi i suoi giorni liberi, di festività e di vacanza, e anche rispetto a prima che lei iniziasse a lavorare presso il General Hospital così come dopo la sua partenza: secondo la statistica, come confermò l'esperto, la probabilità di un tale incremento nella frequenza del tasso di mortalità osservato è pari a uno su centocinquanta milioni. Il Dr. Ben Taylor testimoniò che uno dei pazienti di Deidre, per coincidenza, morì proprio pochi minuti prima dell'appuntamento che aveva con lei, rendendola improvvisamente libera dal servizio. Questa ed altre prove circostanziali furono sufficienti a convincere la giuria che Deidre era colpevole di almeno tre omicidi e venne condannata a cinque anni di prigione senza alcuna possibilità di libertà per buona condotta. Il mio lavoro non fu inutile. Basandosi sui miei studi, il Procuratore Distrettuale si convinse del tutto che Deidre era colpevole e contribuì a dar maggior forza a lui ed ai suoi assistenti per fare piena giustizia. In questo caso, la presentazione di dati non dimostrabili avrebbe avuto conseguenze peggiori rispetto alla loro mancata deposizione.

*

Dopo la condanna di Deidre Murphy, i suoi compagni del liceo sostennero che la ritenevano in grado di compiere queste azioni. Se facesse parte del suo carattere da sempre o se fosse cambiata durante la vita ,rimarrà un mistero. Deidre non fu la prima ad utilizzare l'Epinefrina come veleno. Altri infermieri e operatori sanitari hanno avuto un approccio simile, grazie all'accesso non autorizzato ai farmaci. Oggi, negli ospedali, questi farmaci non sono più disponibili negli armadietti. Ci sono dispensatori di farmaci computerizzati in tutte le farmacie, nei servizi di emergenza e nelle unità di terapia intensiva. Per entrare in questi sistemi è necessario utilizzare il codice d'accesso e la propria password. Tutte queste garanzie riducono notevolmente la probabilità che si verifichino ancora fatti come quelli che Deidre ha compiuto.

Tuttavia, ci sono ancora vari modi per uccidere una persona in un ospedale. Un veleno, non legato ai farmaci, che rimane tuttora una minaccia è il potassio. Essendo uno ione intracellulare essenziale, la sua somministrazione endovenosa è comunemente utilizzata nei pazienti che presentano una carenza di potassio nel sangue. Tuttavia, un'iniezione di overdose di cloruro di potassio può fermare immediatamente il cuore. Alcuni Stati utilizzano le iniezioni di potassio come strumento per eseguire le condanne a morte. Come per l'Epinefrina, l'autopsia non è in grado di individuare l'omicidio da potassio. Tutte le cellule hanno elevate concentrazioni di questo ione, che viene rilasciato nel sangue dopo il decesso a causa della graduale degradazione post-mortem dei tessuti.

Le vacanze dello stupratore

****

Rocky Alexander era l'unico figlio di una famiglia facoltosa. Era grande per la sua età. La famiglia possedeva una catena di negozi di ferramenta diffusi in tutto lo stato. L'estate prima di iniziare il liceo, trascorse il suo tempo lavorando nel magazzino centrale di proprietà del padre. Il suo compito era fare l'inventario delle merci che venivano inviate ai singoli negozi. L'attività fisica che era costretto a fare ogni giorno irrobustì i suoi muscoli e gli permise di mantenersi in forma. Anche se era il figlio del padrone, gli altri lavoratori lo trattavano come uno di loro, e a lui piaceva fare parte di una squadra. I ragazzi qualche volta lasciavano che Rocky bevesse con loro una birra dopo il lavoro.

Al liceo di Stanleyville, il ragazzo era la punta di diamante della difesa nella squadra di football. L'ultimo anno, portò la sua squadra in finale contro avversari ancora imbattuti. Una vittoria li avrebbe portati alle eliminatorie dello stato come testa di serie. Fu un partita molto combattuta. Un avversario stava correndo per cercare di segnare la meta allo scadere del tempo, mentre la squadra di Rocky era in vantaggio di 5 punti. Il difensore chiamò un blitz. Rocky attraversò il lato non coperto dal quarterback e si trovò immediatamente nel campo della squadra avversaria. Quando il quarterback era in procinto di effettuare il passaggio, Rocky intercettò la palla e mentre essa cadeva sul tappeto erboso, un compagno di squadra la recuperò: il liceo di Stanleyville si assicurò così la vittoria. Nello spogliatoio, i festeggiamenti furono davvero clamorosi e tutti i ragazzi urlavano e cantavano a squarciagola. Le bottiglie di soda furono agitate con grande energia, poi vennero aperte ed il contenuto fu spruzzato addosso a giocatori e allenatore, che organizzò una festa per la vittoria in una fattoria vicina: Rocky sapeva che ci sarebbe stata baldoria.

Erano talmente tanti che sembrò che tutta la scuola fosse presente. C'erano tutti i giocatori del liceo, sia della squadra di football, sia delle giovanili che degli altri sport, ed arrivarono anche molti giocatori di squadre avversarie. Naturalmente c'erano anche molte ragazze, tra cui le cheerleader, le ragazze pon-pon, ed i membri della banda musicale. La birra scorreva a fiumi dai barilotti. Alcuni ragazzi si appartarono con le ragazze, altri fumavano nei dintorni. Tutti ballavano a ritmo di musica e Rocky era al centro della festa. Era il suo ultimo anno al liceo e doveva ancora disputare alcune partite. Quel giorno aveva avuto un ruolo fondamentale e sapeva che erano presenti dei talent scout dell'università. Sebbene la sua famiglia avesse denaro sufficiente a pagare la scuola, una borsa di studio per il football avrebbe rafforzato la sua notorietà al campus.

*

Amy andò alla festa solo perché la sua carissima amica Tawny aveva insistito molto. Il fratello maggiore di Tawny le accompagnò in auto insieme alla sua ragazza. Loro due erano amiche fin dai tempi dell'asilo, ed ora che avevano quindici anni, erano matricole. Tawny era espansiva e popolare, mentre Amy era quieta e riservata. La prima convinse la seconda che andare alla festa avrebbe potuto aiutarla ad incontrare altri ragazzi e, forse, superare la sua timidezza. Alla fine, lei accettò e si mise il vestito più bello che aveva. Alla festa si divertì molto; conobbe un ragazzo dello stesso suo corso di algebra, e si trovarono bene insieme. All'una di notte la festa stava finendo. Molti ragazzi si erano addormentati o erano già andati a casa. Amy si rese conto che era tardi; quando andò a cercare Tawny, fu sorpresa nel trovarla che si baciava con alcuni ragazzi che aveva appena conosciuto.

Amy le disse: "Sono stanca, possiamo andare a casa? Ho detto a mia madre che sarei tornata prima dell'una. Dov'è tuo fratello?"

"E' andato via un'ora fa con la sua ragazza", replicò Tawny. "Io voglio restare. Puoi cercare qualcuno che ti porti a casa?" Amy era contrariata per quest'atteggiamento e soprattutto del fatto che Tawny l'avesse abbandonata senza assicurarle un passaggio a casa. Non avrebbe voluto chiamare sua madre per farsi venire a prendere, ma non aveva altra scelta.

Nel momento in cui stava prendendo il cellulare, un ragazzo che aveva sentito la loro conversazione disse: "Posso portarti io a casa. Sto andando via proprio ora. Dove abiti?" Amy riconobbe Rocky, la stella della squadra di football, ma non lo aveva mai incontrato prima e non era sicura che fosse una buona idea accettare il passaggio.

"Sto telefonando a mia madre, non sa che mi deve venire a prendere," disse Amy, indietreggiando lentamente.

"Hey, ma tu non hai una sorella più grande che si chiama Sarah?", chiese Rocky, pensando a quanto fosse focosa Sarah; aveva la reputazione di essere una ragazza **facile**.

"Sì. Adesso frequenta l'università statale," disse Amy

sentendosi più sicura sapendo che lui conosceva la sorella.

"Allora vieni? Sto per partire", disse. Rocky aveva un aspetto gentile e tutti lo conoscevano. Così gli disse di sì. Il ragazzo aveva una Range Rover parcheggiata lì vicino. Salirono ed Amy gli disse dove abitava. Rocky, che era un po' ubriaco, mise in moto e si diresse verso la città. Dopo pochi minuti parcheggiò a lato della strada in un posto deserto, spense il motore e sganciò la cintura di sicurezza.

"Ti sei divertita alla festa, bambina?"

Amy rispose nervosamente: "Sì. Ma ora sono molto stanca. Possiamo andare?"

"Ma non vuoi assaggiare questo, prima di andare a casa?", le chiese indicando le sue parti basse.

"No, cosa pensi di fare? Fermati, voglio andare a casa!" Indifferente, Rocky sganciò la sua cintura di sicurezza e si gettò sopra la ragazza. "Non prima di averlo fatto", gridò. Amy cominciò ad urlare, implorandolo di smetterla. Rocky la schiaffeggiò e disse: "Stai zitta puttana. Tu sai che lo vuoi." Non volendo più essere picchiata, Amy smise di resistere e cominciò a piangere. Rocky reclinò il suo sedile, le strappò i vestiti e la violentò brutalmente. Essendo vergine, sentì il sangue che le scendeva tra le gambe. Quando ebbe finito, si tirò su i pantaloni, Rocky tornò sul sedile del guidatore e la portò a casa. Amy singhiozzava silenziosamente sul sedile accanto a lui.

Mentre stava per uscire, la minacciò, dicendole brutalmente: "Non dirlo a nessuno o la prossima volta sarà peggio." Amy uscì dall'auto, corse a casa e andò diritta nella sua stanza. I suoi genitori la sentirono entrare ma erano a letto quasi addormentati. Si tolse il suo abito strappato, entrò in doccia, si sedette sul pavimento e si mise a piangere sotto l'acqua corrente.

La mattina successiva, era ancora spaventata ma ricordando la minaccia di Rocky, non disse niente ai suoi genitori. Tawny passò per raccontare ad Amy come aveva passato la notte, ma notò che lei era sconvolta e le chiese cosa fosse successo. Amy crollò e le raccontò tutto.

"Mi ha violentato nella sua auto. La mia vita è distrutta." Tawny la abbracciò, ma lei la spinse via. "E' colpa tua. Sapevo che non sarei dovuta venire", disse piangendo.

"Devi dirlo" disse Tawny. "Prenderemo quel bastardo. Un mucchio di gente ha visto che è venuto via con te. Dobbiamo chiamare immediatamente la polizia." Con molta riluttanza, la ragazza raccontò quello che era successo ai suoi genitori ed immediatamente chiamarono la polizia. I genitori di Amy la portarono al Pronto Soccorso dell'ospedale locale dove fu visitata in una sala privata da un'infermiera ed un medico. Le fu eseguito un tampone vaginale che venne sigillato, firmato ed inviato al laboratorio della polizia per la ricerca dello sperma. Amy era molto imbarazzata, ma i suoi genitori le dissero che era necessario. Il laboratorio esaminò il tampone per verificare se fosse presente la fosfatasi acida, un enzima presente nell'eiaculazione maschile. Il risultato fu positivo, confermando che c'era stato un rapporto e questo dato fu immediatamente segnalato alla polizia.

Rocky era a casa quando arrivò la polizia di Stanleyville. Fu arrestato per stupro. Lui negò l'accusa dicendo che Amy era consenziente e la sua famiglia pagò 100.000 dollari di cauzione. La notizia fece il giro della scuola: la stella del football era stata accusata di stupro. Il processo fu fissato due settimane dopo. Amy non voleva tornare a scuola dove avrebbe potuto incontrare Rocky.

Uscì solo il giorno del processo. Temeva di vedere in faccia il suo stupratore, ma suo padre disse che era necessario. Nella sala dell'udienza erano presenti: il giudice, il procuratore distrettuale e l'avvocato difensore, ma non c'era Rocky. La sua famiglia non sapeva dove potesse essere e soprattutto perché non fosse presente. Fu emesso un mandato di cattura per Rocky fino al momento del processo, ma lui ormai era fuggito.

Rocky sparì per dodici anni. La sua famiglia continuava a dichiarare di non sapere dove fosse. La gente pian piano cominciò a dimenticare questo episodio. Tutti eccetto Gus Holmes, il poliziotto di Stanleyville incaricato delle indagini. Gus fece di tutto per trovare Rocky anche se nessuno dei suoi amici sapeva dov'era andato.

Dopo anni di indagini senza successo, Gus ebbe finalmente un colpo di fortuna. Un poliziotto, suo collega, stava viaggiando in vacanza in Europa e vide un film sugli istruttori di sci che lavoravano in una località delle alpi francesi. Nei titoli di coda, il nome di una delle comparse del film era Rocky Alexander. Prese una copia del filmato e al suo ritorno lo fece vedere a Gus. "E' lui", disse dopo aver rivisto ogni **singolo fotogramma**. Rocky era presente in un'unica scena. "Più vecchio e con baffi. Non posso credere che sia stato così spavaldo da farsi vedere in questo film e ad usare il suo vero nome nei titoli di coda", disse Gus.

Con l'aiuto della sua famiglia, Rocky aveva trascorso gli ultimi dieci anni vivendo nel Nord della Francia. Faceva lavori occasionali come istruttore di sci, barista o cameriere. Non cambiò mai il suo nome, ma aveva iniziato una nuova vita. Per quanto riguarda lo stupro, aveva sempre detto alla sua famiglia di essere innocente, che era stata lei ad andare con lui e che il rapporto sessuale era stato consensuale. Ma sia lui che la sua famiglia pensavano che non avrebbe mai potuto avere un processo equo, e così aveva deciso di fuggire. Fu contattata l'Interpol e Rocky fu estradato negli U.S.A. per il processo.

La famiglia di Rocky assunse il miglior avvocato che avrebbero potuto "comprare". Carrolton Smyth III aveva fatto parte della squadra di difesa di OJ Simpson in qualità di avvocato tirocinante. Aveva esaminato le macchie di sangue sul luogo della morte di Nicole Simpson concludendo che, dal momento che erano presenti quantità di acido etilendiamminotetraacetico, EDTA, un anticoagulante comune nelle provette per il prelievo del sangue, il sangue nell'abito sporco di OJ era stato prelevato in precedenza e poi riportato dalla polizia di Los Angeles. Ora che era diventato socio a tutti gli effetti dello studio legale, disse alla famiglia Alexander che avrebbe fatto assolvere Rocky.

La Range Rover di Rocky era stata sequestrata dalla polizia subito dopo l'accusa di stupro. C'era una sola macchia di sangue sul tappeto. Gli investigatori ne avevano rimosso una parte di per inviarla al laboratorio di criminologia, dove sarebbe stata analizzata per l'identificazione. Subito dopo lo stupro, Amy era stata sottoposta ad esami medici. Erano state trovate tracce di sperma di Rocky nel corpo e nei vestiti della ragazza. Amy sapeva che il sangue trovato nell'auto era suo. L'avvocato distrettuale di Stanleyville, Thomas Washington, le disse che l'esame del DNA avrebbe stabilito dove fosse avvenuto lo stupro. Così diede volentieri un campione di sangue fresco, sperando che questa prova avrebbe convinto i giudici. Non pensava che una giuria avrebbe potuto credere alla storia di Rocky per cui lei lo aveva sedotto per fare sesso. Dato che era la prima volta, perché avrebbe dovuto cedere a qualcuno che non aveva mai incontrato prima?

La difesa chiese che la macchia di sangue essiccato fosse analizzata per verificare la presenza di droga. Resero noti i risultati all'avvocato distrettuale poco prima che iniziasse il processo. Venne concordata l'udienza in presenza del giudice per determinare l'ammissibilità delle prove secondo i criteri del caso Frye: la prova deve avere credibilità scientifica prima che possa essere presentata a una giuria. La difesa assunse un eminente tossicologo, il Dr. Harold McMaster per interpretare i risultati di laboratorio.

Smyth iniziò l'interrogatorio. "Dr. McMaster, il DNA ha stabilito che la macchia di sangue appartiene ad Amy. Noi non contestiamo che Rocky ed Amy abbiano fatto sesso nell'auto la notte in questione. Che cos'altro è stato trovato nella macchia di sangue?"

McMaster continuò: "Il laboratorio ha trovato tracce di tetraidrocannabinolo nel suo sangue. Pensiamo che abbia fumato marijuana alla festa e che quindi fosse drogata al momento del rapporto sessuale." Smyth concluse, "Questa è la prova del comportamento "allegro" della ragazza, il che dimostra che non si era trattato di stupro."

Amy era scioccata nel sentire queste accuse nei suoi confronti. Non aveva fumato erba nè quella sera, nè mai. "Non posso credere a quello che vedo," disse al suo avvocato. Stanno deformando la realtà per far sembrare che sia colpa mia."

Thomas Washington mi contattò per esaminare i dati tossicologici della difesa e testimoniare sulla validità delle conclusioni. "Si tratta di un test immunologico di screening che richiede un test di conferma mediante spettrometria di massa."

"Le gocce di sangue erano insufficienti per effettuare

anche il test di conferma", disse McMaster.

"Senza questo secondo test, è mia opinione che il dato non abbia valenza scientifica. Questo test immunologico non è mai stato utilizzato prima sulle macchie di sangue secche recuperate dal tappeto, in particolare su un campione di sangue che ha 12 anni", dissi al giudice.

L'avvocato distrettuale concluse: "Poiché il test di spettrometria di massa di conferma non è stato condotto, questi risultati non possono essere portati come prova, in quanto rappresenterebbero un dato pregiudizievole"

Sfortunatamente il giudice non era d'accordo con l'avvocato distrettuale e decise che la prova fosse messa a verbale. Il processo continuò. La prova del sangue provocò qualche dubbio in quattro dei dodici giurati, con il risultato che la giuria non riusciva a trovare un accordo: nessun verdetto. Così l'avvocato distrettuale tornò al punto di partenza. Era deciso ad incriminare Rocky per stupro.

Rendendosi conto che i dati tossicologici ricavati dal tappeto non erano molto probanti, Smyth cercò di trovare una prospettiva diversa nel nuovo processo. Esaminando la lista delle prove, notò che il laboratorio di criminologia aveva ancora la biancheria intima di Amy. Poiché le mutandine contenevano delle macchie di sangue, richiese anche per esse dei nuovi test tossicologici. Questa volta, si rivolse ad un laboratorio che utilizzava solo la spettrometria di massa come metodo di conferma. McMaster presentò i dati del nuovo esame tossicologico e concluse che Amy quella notte aveva assunto eroina! La ragazza non poteva credere che la sua reputazione fosse sempre più compromessa. Prima l'erba, ora eroina. Disse all'avvocato distrettuale: "Io non mi sono drogata né quella notte né mai. Chi è la vittima qui?"

A questo punto mi guardò dritto negli occhi. Attraverso le sue lacrime e senza parlare, i suoi occhi mi stavano dicendo: Aiutami. Ti prego aiutami. Da quel momento **mi sentii coinvolto:** dovevo dare il massimo per fregare quel bastardo. Non era un atteggiamento appropriato per un esperto imparziale, ed io non avevo nessuna intenzione di falsare i fatti, ma comunque **mi sentivo coinvolto.**

Chiesi nuovamente di rivedere e possibilmente di confutare i dati. In tribunale dissi "Sebbene la spettrometria di massa sia stata impiegata negli esami di queste macchie di sangue, il laboratorio non ha seguito le procedure forensi. L'eroina non può essere rilevata nel sangue, in quanto si metabolizza molto in fretta. Quello che presumibilmente è stato trovato, la morfina, era al di sotto del limite di rilevazione del metodo utilizzato. Se la morfina era presente, potrebbe semplicemente essere dovuta all'uso di codeina, poiché in una piccola parte viene trasformata in morfina.

Smyth saltò su dicendo, "Perché una ragazza sana di 15 anni dovrebbe prendere la morfina? Anche se non assumeva eroina, in ogni caso si drogava."

Replicai "Ho detto codeina. Questo è un farmaco comune che si acquista in seguito a prescrizione. E' presente in una varietà di prodotti che i ragazzi assumono per un raffreddore o per dolori mestruali. Tuttavia, non è un elemento importante perché il risultato dell'analisi è errato.

Poi il giudice disse," Continui con la sua testimonianza, dottore. Che cosa ha trovato?"

"Il laboratorio assunto dalla difesa ha rilevato nei

cromatogrammi un picco che suggeriva la presenza di morfina. Guardando i tracciati, ho notato che il picco **appariva circondato dal rumore di fondo** e che l'utilizzo dello "smoothing" lo fa apparire come un picco reale." Poi mostrai uno dei **miei fogli.** "In questo grafico, è presente un picco simile usando le stesse condizioni analitiche e gli algoritmi di perequazione. Però, in questo caso, questo grafico corrisponde a un campione di acqua distillata. Per confermare la presenza di una droga, devono essere presenti gli ioni dei frammenti multipli. Questa tecnica non è stata usata per analizzare il sangue di Amy." Poi aggiunsi: "Abbiamo appreso che questo test è stato condotto in un laboratorio privato che corrisponde a un garage che si trova a Houston in Texas. Abbiamo inviato un investigatore lì. Ecco una foto della casa. Questo laboratorio non ha alcuna certificazione né credibilità. È fondamentalmente un laboratorio a noleggio." Normalmente non sono così coinvolto nei casi e di solito non prendo posizione. Ma sapevo che quell'individuo era colpevole e non volevo che fosse assolto senza combattere: stava divenendo un fatto personale. Inoltre, sentivo di doverlo fare per Amy.

Smyth saltò su e urlò, "Quest'ultima testimonianza non deve essere messa a verbale. Il testimone ha dichiarato una sua personale opinione."

Il giudice ordinò, "Accettata. La giuria non tenga conto di quanto dichiarato dal testimone."

In breve, dopo la mia testimonianza, tutte e due le parti rimasero sulle loro posizioni e la giuria fu mandata in camera di consiglio per formulare il verdetto. Dopo due giorni, era stata presa una decisione e presto sarebbe stata enunciata. Normalmente, non essendo coinvolto personalmente nei casi, non aspetto il pronunciamento del verdetto. Ma questa volta alcuni miei colleghi tossicologi avevano prodotto intenzionalmente dei dati errati. Così quando la giuria stava per riunirsi, decisi di essere presente e per la prima volta mi sentii nervoso. Speravo che i miei argomenti fossero stati convincenti. Sentivo il mio cuore battere. I membri della giuria ritornarono e si sedettero ai loro posti, gli occhi guardavano il pavimento. Non ci fu nessuno sguardo tra i membri della giuria e Rocky.

Smyth disse fra sé "questo non è mai un buon segno."

Una volta seduti il giudice chiese: "Signor Foreman, la giuria ha raggiunto il verdetto?"

"Lo abbiamo vostro onore. Nel caso dello stupro, dichiariamo l'imputato" si fermò un po' e poi continuò: "colpevole." Rocky saltò sulla sua sedia. Dimostrando che Amy non aveva assunto nessuna droga, la giuria si era convinta che il rapporto fosse avvenuto contro la sua volontà.

Il giudice poi disse, "La corte ringrazia la giuria per il suo lavoro in questo processo. L'imputato si **deve fermare per sentire la condanna**. Visti i suoi precedenti, la cauzione è negata." Amy abbracciò l'avvocato distrettuale ed uscirono dalla sala delle udienze.

"Ma, ma non ho violentato la ragazza", andava ripetendo Rocky, mentre veniva portato fuori dalla sala. "Lei lo voleva."

Rocky fu condannato a vent'anni. Dopo otto anni chiese di essere rilasciato sulla parola. Quando rispose alle domande della commissione d'appello, fu chiaro che lui voleva ancora far credere di essere innocente. "Il sesso era consensuale." Amy era presente al processo, ma non le fu chiesto di testimoniare. Gli venne negata la possibilità di uscire sulla parola e perciò passò altri sei anni in prigione prima di essere rilasciato. Quando uscì, aveva 44 anni: erano passati 26 anni dall'ultima partita di football che aveva giocato. L'avvocato distrettuale considerò anche la possibilità di arrestare i suoi genitori per intralcio alla giustizia, sospettando che avessero supportato finanziariamente Rocky durante la latitanza in Francia. Ma le prove erano insufficienti per procedere al caso e non furono mai formalizzate. Amy si sposò ed ebbe due bambini. Non avrebbe mai dimenticato Rocky per quello che le aveva fatto quella notte. Quando i suoi bambini sarebbero stati abbastanza grandi, avrebbe raccontato loro tutta la storia.

*

Durante i due processi per stupro contro Rocky Alexander, lo standard per l'ammissibilità delle prove scientifiche cambiò dal "Frye Test" al "Daubert Standard". Nel primo processo, il giudice stabilì che i risultati ottenuti dalla macchia di sangue sul tappeto non erano ammissibili perché la metodologia utilizzata non era accettata dalla comunità scientifica. Nel secondo processo, il giudice tenne conto del Daubert Standard, basandosi sulla conclusione di un testimone esperto supportata dai una buona metodologia scientifica. Poiché la spettrometria di massa è considerata lo standard per i test medico-legali, nel caso di Amy i dati tossicologici sarebbero stati validi nel secondo processo.

È stato dimostrato che lo stupro di Amy non era correlato alla droga. Noi non trovammo nessuna prova credibile che Amy avesse assunto droghe prima della violenza, sia intenzionalmente che involontariamente. Tuttavia, la violenza causata dall'assunzione di droghe è diventata un problema per i giovani. Ci sono un certo numero di droghe e prodotti chimici che vengono utilizzati su vittime ignare a scopo di aggressione sessuale. Queste droghe producono un effetto sedativo e ipnotico così le vittime non sono coscienti e non possono difendersi dallo stupro. Poiché le

181

vittime sono spesso amnesiche all'aggressione, i responsabili spesso sfuggono all'identificazione e all'azione penale. Oltre all'alcol che per secoli è stato utilizzato per stuprare, le droghe attualmente utilizzate sono il Roipnol, la Ketamina e il gammaidrossibutirrato (GHB). Queste vengono aggiunte di nascosto nelle bevande delle potenziali vittime. Il Roipnol è un sedativo che è stato vietato negli U.S.A., ma che è in vendita in altri stati. Per evitare l'uso del Roipnol come droga per lo stupro, il produttore ha aggiunto un colorante che se aggiunto ad una bevanda chiara produce una colorazione azzurra, e ciò ha contribuito a ridurre l'incidenza di questi casi. La Ketamina, un tranquillante utilizzato dai veterinari, viene impiegato maggiormente nei paesi del Sud-Est Asiatico che negli Stati Uniti, mentre il GHB, che è stato rimosso dalla lista dei farmaci approvati dall'Agenzia per gli Alimenti e i Farmaci americana (FDA) nel 1990, è una droga utilizzata per lo stupro che viene spesso usata dai culturisti come doping, poiché induce il rilascio dell'ormone della crescita.

Il furore dei funghi

Sam Lewis era cresciuto in una zona malfamata a sud di Chicago. Non conobbe mai suo padre e così sua madre faceva due lavori per offrirgli una vita normale. La donna cercava sempre di tenerlo lontano dai guai, ma purtroppo non poteva dedicargli molto tempo. Quando fu licenziata, decise di fare la prostituta. Sam era bullizzato costantemente, sia durante la scuola, sia nel suo quartiere. Fu così che imparò a combattere per difendersi. Lasciò la scuola a 15 anni e iniziò a rubare nei negozi locali. Venne arrestato dalla polizia e mandato in un carcere minorile. Lì cominciò a sollevare pesi e a passare il tempo con altri ragazzi che avevano gli stessi interessi. Sembrava che a Sam piacessero i combattimenti perciò uno degli assistenti sociali del carcere gli disse che c'era una palestra di pugilato in città. Egli sperava che questo avrebbe potuto dare sfogo alla sua aggressività. Quando fu rilasciato, andò al Benz Gym per dare un'occhiata. Sebby Williams era il direttore della palestra. L'uomo era cresciuto nello stesso quartiere di Sam ma 10 anni prima, di conseguenza avrebbe potuto relazionarsi con lui più facilmente. L'assistente sociale gli raccomandò di stare molto vicino a Sam. Quando il ragazzo arrivò, i due andarono subito d'accordo. Sam divenne un membro fisso della palestra. Non aveva denaro così Sebby gli diede l'incarico part-time di pulire gli armadietti.

Dopo pochi anni, Sam divenne un pugile molto bravo e quando compì 18 anni, Sebby organizzò alcuni incontri di pesi medi con i pugili delle altre palestre. Sam vinse tutti gli incontri, colpendo gli avversari numerose volte. Sebby capì che il ragazzo avrebbe potuto diventare un pugile professionista di successo e dedicò molto più tempo per allenarlo che ad essere il direttore della palestra. Anche altri all'interno della comunità pugilistica cominciarono a notarlo. La sua personalità incominciò a cambiare e presto si trasformò da ragazzo del luogo in un uomo che avrebbe potuto avere un futuro. Sebby e la sua fidanzata, Darlene, gli chiesero di andare a vivere con loro, in quanto avevano una camera per gli ospiti nel loro appartamento. Da quel momento, tutti e tre divennero inseparabili. Darlene iniziò a gestire la dieta di Sam. Sebby cercò degli sponsor per la carriera pugilistica, riuscendo ad ottenere del denaro dal negozio di ferramenta del posto. Pochi anni dopo, Sebby poté lasciare il lavoro al Benz Gym per dedicare tutto il suo tempo al futuro pugilistico di Sam.

Organizzò un importante incontro il giorno di San Valentino con un altro bravo pugile che veniva da Detroit. Questo pugile era più vecchio ed esperto di Sam. Tuttavia, non ci fu combattimento perché il ragazzo era più veloce e robusto. Durante il terzo round, colpì forte l'avversario sulla bocca e sulla guancia sinistra. La sua bocca cominciò a sanguinare copiosamente. L'arbitro fermò brevemente l'incontro affinché il suo team gli curasse le sue ferite. Quando l'incontro ricominciò Sam lo colpì ancora facendolo cadere definitivamente a terra. Fu così che segnò un Knock-out tecnico al suo avversario. I compagni della Benz Gym, che erano presenti all'incontro, lo acclamarono per la vittoria. Sebby pensò che da quella sera sarebbe iniziata la carriera pugilistica di Sam.

Più tardi, fece una festa nel loro appartamento per celebrare il successo. C'erano anche alcuni membri delle altre palestre locali. La musica era alta e c'era abbondanza di alcol, marijuana e cocaina. Alle tre del mattino tutti gli invitati andarono via. Darlene era stanca ed andò nella sua stanza. Sam era ancora pieno di energia a causa della vittoria e delle metamfetamine che aveva preso quella sera. Inoltre aveva bevuto un tè "speciale", preparato da Darlene frantumando dei pezzi di funghi allucinogeni, che lui aveva preso da un amico. Poco dopo il ragazzo cominciò a delirare e ad agitarsi.

Gridò contro Sebby puntandogli direttamente l'indice "Tu sei il demonio! Tu sei il demonio!" Sebby, che era mezzo addormentato sul divano, non gli prestò attenzione. I suoi occhi erano spalancati e vitrei. Sembrava che guardasse oltre Sebby mentre continuava a farneticare.

"Rilassati e facciamoci un'altra bevuta" disse Sebby mentre guardandolo si alzava. Sam andò in cucina e Sebby pensò che fosse andato a prendere in frigorifero due birre fresche. Invece, tornò con un lungo coltello da cucina.

L'uomo si spaventò. "Cosa stai facendo con quello?" chiese.

"Satana! Satana! Devi essere eliminato!". Dopodiché balzò contro il suo manager e lo pugnalò più volte al petto. Sebby cadde indietro sul divano mentre sanguinava. Sam lo colpì più di diciassette volte uccidendolo all'istante. Ancora delirante, asportò il suo cuore e urlò: "Sei il diavolo! Muori, muori, muori!". Gettò il cuore sanguinante nel caminetto acceso, poi aprì la sua bocca e gli tagliò la lingua alla base. Anche questa fu poi buttata nel fuoco.

Darlene, sentendo la confusione proveniente dal soggiorno, scese dal letto e aprì piano la porta della camera. Fu inorridita nel vedere cosa Sam avesse fatto. Non aveva mai visto una cosa simile prima d'ora. Temette che sarebbe stata lei la prossima vittima. Chiuse a chiave la porta della sua camera da letto, corse nel suo armadio e si nascose dietro alcuni vestiti appesi, sperando che Sam non sarebbe venuto a cercarla. Non poteva scappare dalla finestra perché l'appartamento era al terzo piano e le scale di sicurezza esterne erano dall'altro lato. Ma Sam non tentò di entrare nella camera. Dopo un'ora di silenzio, Darlene fu abbastanza coraggiosa per uscire e vide che era svenuto nel soggiorno. Gli prese il cellulare, corse fuori dall'appartamento e chiamò il 9-1-1. La polizia arrivò in pochissimi minuti, svegliò Sam e lo arrestò. Fu chiamato un medico legale che insieme alla polizia, fece meticolosamente le fotografie della scena del crimine e catalogò tutte le prove. Il corpo di Sebby fu portato all'obitorio. A Darlene fu chiesto cosa era successo quella notte. Era visibilmente scossa ma descrisse esattamente cosa aveva visto e sentito.

*

Circa sei mesi dopo l'accaduto, ricevetti una chiamata dall'Avvocato Distrettuale, Harrison Belmont, che mi spiegò il caso. Io già conoscevo questa storia attraverso le cronache dei giornali. Mi chiedeva che il laboratorio di tossicologia esaminasse le prove. "La fidanzata del morto ha testimoniato che l'assassino aveva bevuto un tè che lei aveva preparato. Inoltre ha detto che Sam aveva assunto delle metamfetamine. Il medico legale ha già verificato la presenza di metamfetamine e amfetamine nel sangue e nelle urine di Sam prelevati la notte in cui è stato arrestato.

Abbiamo invece bisogno di sapere che cosa contenevano i funghi."

"C'è un certo numero di funghi che contiene sostanze chimiche allucinogene. Quali prove avete?"

"Abbiamo delle foglie di tè recuperate dalla scena del crimine. Ci sono anche le tazze utilizzate da Darlene per servirlo. Abbiamo anche del vomito che era sul tappeto." Mi spiegò Belmont.

"Perché è importante per voi avere la prova che aveva bevuto dei funghi allucinogeni?" chiesi "È evidentemente colpevole."

Belmont rispose: "Il caso Sam Lewis è stato assegnato ad un Pubblico Difensore e ad un suo collaboratore. Stanno pensando di chiedere la temporanea infermità mentale, nonostante non abbia mai sofferto di malattie mentali. Se possiamo dimostrare che ha consumato volontariamente i funghi allucinogeni, diventa responsabile per quello che ha fatto quella notte e potremmo così accusarlo di omicidio. Vogliamo anche sostenere che quella notte aveva un'aggressività eccessiva a causa delle elevate concentrazioni di metamfetamine nel sangue. Se possiamo anche dimostrare che era fuori di sé a causa dei funghi, ciò spiegherebbe come egli abbia scambiato Sebby per Satana. Il medico legale non ha trovato alcuna sostanza allucinogena nel sangue di Sam o di Sebby. Le prove recuperate nella scena del crimine non sono mai state analizzate perché il nostro laboratorio di criminologia non ha i mezzi adeguati per ricercare queste particolari sostanze chimiche. Che ne pensi, possiamo cercarli?".

"La maggior parte dei funghi allucinogeni sono quelli che contengono la Psilocibina. La loro proprietà era conosciuta ed è stata utilizzata dai Messicani per secoli." dissi a Belmont.

"Puoi esaminare le macchie di sangue secche della vittima per verificare la presenza della Psilocibina?" mi chiese l'Avvocato Distrettuale. "Abbiamo dei campioni di divano e cuscini imbevuti del sangue di Sebby William." Poi Belmont prese delle fotografie della scena del crimine e me le mostrò.

Nel nostro laboratorio, io ed i miei tecnici lavoriamo ogni giorno con provette piene di sangue. Tuttavia, vedendo le macchie di sangue ed i frammenti di tessuto prelevati da quella terribile scena mi sono sentito un po' scosso. Una volta ripreso ho detto all'Avvocato Distrettuale: "La Psilocibina è molto instabile e si metabolizza rapidamente a Psilocina. Come sono state conservate le prove?"

"Nei sacchetti sigillati, conservate a temperatura ambiente nell'ufficio Corpi di Reato" rispose Belmont.

Non fui sorpreso della risposta. La cosa migliore sarebbe stata che i campioni biologici fossero stati conservati congelati per ridurre al minimo il processo di degradazione. Ma la polizia non ha frigoriferi o congelatori per conservare le prove." Faremo tutto il possibile." risposi.

La spettrometria di massa è una tecnologia molto efficace, in grado di rilevare anche le più piccole quantità di sostanze chimiche. Abbiamo impiegato questa tecnologia per molti anni per misurare i livelli ormonali nelle gocce di sangue secche dei neonati. Ogni stato degli U.S.A. ha un programma di screening neonatale. I medici raccolgono alcune gocce di sangue su un apposito cartoncino e lo spediscono al laboratorio dopo che esse si sono asciugate. Attraverso questi test, le malattie come la fenilchetonuria e l'iperplasia surrenale congenita vengono rilevate nei primi giorni di vita. Ai bambini che hanno queste malattie vengono prescritte delle diete speciali per prevenire le complicazioni. Abbiamo analizzato delle gocce di sangue che sono state conservate a temperatura ambiente per molti anni senza alcun problema, pensavo tra me e me, ma non ero sicuro che questo fosse mai stato fatto per l'analisi di sostanze chimiche allucinogene in un caso di omicidio.

Per eseguire questo test incaricai uno dei miei migliori analisti, Colby Maine. Avendo già determinato in passato la quantità della Psilocibina nei funghi, avevamo gli standard. Fu così che non avemmo nessun problema a trovare la Psilocibina nelle foglie del tè e nei residui secchi dentro le tazze di Sam e Sebby. Però non riuscimmo a trovare la Psilocibina o la Psilocina nelle gocce di sangue e di vomito. Dissi a Belmont che era molto probabile che queste sostanze chimiche si fossero degradate nei 16 mesi di conservazione nell'ufficio corpi di reato della polizia. Tutte le altre circostanze suggerivano che almeno Sam aveva bevuto questo tè.

Al processo Darlene testimoniò che diede ad entrambi gli uomini il tè corretto con i funghi allucinogeni poco prima di andare a letto. Fino a quel momento nessuno dei due aveva avuto comportamenti strani. Però dopo 25 minuti il comportamento di Sam era cambiato completamente. Durante l'arresto, il ragazzo disse alla polizia che aveva visto degli angeli nella stanza. I consumatori di Psilocibina hanno descritto un aumento della percezione visiva e degli strani fenomeni di luce. Quando guardò Sebby non vide aureole sopra di lui e, pertanto, pensò che fosse il diavolo e si spaventò. Una voce gli disse che doveva uccidere il demonio. Un medico tossicologo ed un micologo testimoniarono che questo profilo era coerente con l'ingestione acuta di Psilocibina. La difesa confermò i nostri dati sulla presenza di

Psilocibina nelle foglie e nelle tazze in aderenza alla testimonianza di Darlene. Non assunsero un loro tossicologo ed accettarono quello che avevamo trovato. L'Avvocato Distrettuale offrì alla difesa di Sam l'ergastolo, senza possibilità di uscire sulla parola, al posto della condanna a morte. Fui felice che non mi venne chiesto di presentarmi come esperto per discutere i nostri dati. Non volevo essere nella stessa stanza con qualcuno che era stato capace di commettere questo atroce delitto.

***

La Psilocibina è una tossina che si trova in 180 specie di funghi. Ci sono alcuni gruppi di persone del Nord, del Centro e del Sud America che consumano regolarmente questi funghi nelle cerimonie religiose. Questa pratica risale all'era dei Maya dove sono state trovate delle statuette scolpite nei funghi stessi. Gli indigeni credevano che il loro uso li mettesse in comunicazione con il dio in un modo mistico e trascendentale.

L'uso ricreativo come allucinogeno è una pratica molto più recente. Nel 2006, l'Istituto Nazionale per le Droghe d'Abuso (NIDA) ha sponsorizzato una sperimentazione clinica in doppio cieco sugli effetti fisiologici e psicologici della Psilocibina in 36 indigeni adulti consumatori. Questi studiosi hanno dimostrato che la maggior parte dei partecipanti ha sperimentato un aumento del benessere e della soddisfazione della vita. Questi effetti continuano ben oltre il periodo iniziale di intossicazione. Altri studi hanno dimostrato gli effetti antidepressivi della Psilocibina tra i pazienti con disturbi ossessivo-compulsivi e la depressione. Tuttavia, nello studio sponsorizzato dal NIDA, alcuni soggetti hanno manifestato sintomi di paranoia dopo l'assunzione.

Questo caso ha dimostrato i pericoli della contemporanea assunzione di composti che hanno differenti effetti farmacologici, come ad esempio un allucinogeno e uno stimolante. Ci possono essere stati effetti sinergici che hanno alterato sia il ragionamento che la visione cognitiva di Sam, facendogli commettere questo omicidio. Anche se questo crimine non era premeditato, il pugile era comunque responsabile, e quindi colpevole, per quello che aveva fatto.

Le tossine dello scivolo

Harrison Wang era cresciuto a Palo Alto ed era il figlio di professori universitari di Stanford. Suo padre insegnava immunologia, mentre sua madre era gastroenterologa all'ospedale di Stanford. I suoi genitori provenivano da Taiwan e si trasferirono negli U.S.A. quando lui era un ragazzino. Era eccellente nelle scienze quando frequentava il liceo Gunn. Al momento di andare all'università, tutti supponevano che si sarebbe iscritto alla Stanford. E infatti presentò la domanda, senza però rivelare al comitato di ammissione che entrambi i suoi genitori insegnavano lì. Voleva essere ammesso solo per i suoi meriti. Fu accettato, ma lui, sorprendendo tutti, rifiutò Stanford e andò a frequentare l'Università della California a Berkeley.

Questa università era la principale rivale della Stanford da quando era stato introdotto lo sport. Ma ad Harrison non interessava lo sport perché voleva concentrarsi solo negli studi. Si laureò in ingegneria biomedica. Passò poi l'estate lavorando per un cardiologo all'Università di San Francisco. Ideò un nuovo sensore da impiantare nel corpo umano in grado di fornire informazioni sullo stato metabolico dei pazienti diabetici.

Dopo l'università era indeciso se iscriversi alla Scuola di Medicina o avviare una propria attività. Si era appena sposato con Kasey, una ragazza di cui era innamorato dai tempi del liceo e che aveva frequentato anche la stessa Università. Piuttosto che affrontare un decennio di debiti, scelse la strada imprenditoriale. Con l'aiuto di un cardiologo ed un compagno dell'Università fondò la "Fat Help Diagnostics, LLC." In un anno, realizzarono il prototipo del dispositivo. Fu testato su un topo reso diabetico grazie alla somministrazione della streptozotocina, una sostanza naturale tossica per il pancreas. I dispositivi medici richiedono molti investimenti economici. Harrison entrò in contatto con il gruppo , Y Combinator, che insegnava agli imprenditori come ottenere finanziamenti per le nuove imprese come la sua. Essi erano interessati ad Harrison perché sapevano che l'incidenza della sindrome metabolica era in aumento tra le nuove generazioni, compresa la sua. Con i dati preliminari prodotti dal prototipo, Y Combinator aiutò la Fat Help ad avere un grosso finanziamento da 10 milioni di dollari da altri investitori, rendendo così la loro società solida per i successivi 5 anni. Quando avviarono le sperimentazioni sull'uomo, la maggior parte dei dispositivi diagnostici fallì a causa di lievi reazioni allergiche prodotte dai materiali utilizzati. Il padre di Harrison suggerì di utilizzare un materiale immunologicamente neutro, che li aiutò a migliorare il prototipo. Soddisfatti dei dati ottenuti sulle reazioni allergiche, furono pronti ad avviare uno studio pilota sull'uomo. Questa valutazione è molto complessa e costosa. La Fat Help ebbe bisogno di nuovi fondi. Harrison venne a sapere di una società in Cina disposta a sostenerli per lo studio pilota. Andò a Shanghai nell'estate del 2013 per discutere sulla possibilità di un finanziamento. Harrison arrivò in Cina e passò il pomeriggio al Bund per acquistare qualcosa per Kasey. Le comprò una grande collana rosa di perle d'acqua dolce. Lo shopping gli fece anche dimenticare la preoccupazione della presentazione che avrebbe dovuto fare il giorno dopo in una stanza piena di leader aziendali. Aveva 25 anni ma sembrava molto più giovane. Il giorno seguente incontrò l'amministratore delegato e il direttore finanziario di un grosso distributore di dispositivi medici in Cina. Harrison aveva anche il grosso vantaggio di saper parlare il cinese. "Tutti quei weekend a studiare il cinese quando ero un ragazzo finalmente sono serviti." Pensò fra sé. La proposta di Harrison piacque agli amministratori che redissero un documento per supportare lo studio preliminare. Quella sera ci fu una cena di gala in suo onore. Ad ogni minuto si presentava un dirigente della società che voleva fare un brindisi a base di sake. Harrison non aveva mai bevuto così tanto, ma non poteva essere scortese con i nuovi soci. Il giorno successivo non vedeva l'ora di ritornare nella baia di San Francisco per rivedere Kasey e dare le buone notizie al suo collega.

Harrison aveva volato in Cina in prima classe, ma cambiò il volo per ritornare a San Francisco un giorno prima, per cui era disponibile solo la classe economica.

Accettò di sedersi vicino all'uscita di emergenza, nella parte sinistra dell'aereo, proprio nel sedile centrale dietro la porta principale della cabina. Seduto sul sedile vicino a lui e al finestrino c'era Kirk, uno scrittore trentenne che stava facendo per la prima volta un volo internazionale. Harrison osservò che era molto ansioso. L'uomo lesse e memorizzò tutte le precauzioni di sicurezza. Fece alcune domande al personale di bordo prima che venissero fatti i soliti avvisi.

"Come posso essere sicuro che la maschera ad ossigeno scenderà quando è necessario?"

"Non si preoccupi, ogni aereo viene controllato regolarmente per questo" disse un assistente di volo.

"Cosa vuol dire quando il Capitano dice di armare gli scivoli ed effettuare il controllo incrociato?"

L'assistente di volo rispose pazientemente "Permette l'apertura automatica degli scivoli di evacuazione in caso di emergenza, essi si gonfiano automaticamente quando le porte dell'aeroplano si aprono."

Harrison fece il possibile per calmare Kirk. Appena decollati, Harrison gli chiese: "Perché non prendi una birra? Offro io."

Nonostante la birra continuò ad avere paura e tenne sveglio Harrison per tutto il primo tratto di volo. Forse scenderà a Seul, che è la prima fermata, pensò tra sé e sé. Per sua sfortuna, quando atterrarono fu chiaro che essi sarebbero stati insieme fino a San Francisco.

La seconda parte del volo non fu così pesante come pensava Harrison. Una volta che l'aereo era decollato, Kirk si addormentò e fu calmo per la maggior parte del tragitto. Quando arrivò il momento di atterrare fu detto loro di spegnere gli apparecchi elettronici, posizionare lo schienale nella giusta posizione, allacciarsi le cinture, e di mettere i tavolinetti in posizione verticale. Mentre l'aereo stava per atterrare Kirk guardava fuori **dal finestrino.**

"Non sembra di essere troppo bassi? Siamo ancora sopra l'acqua e non vedo la pista!" disse ad Harrison. Lui lo ignorò; tutto quello che pensava era che all'aeroporto Kasey lo stava aspettando. Ma l'aereo stava effettivamente volando troppo basso. Poco prima dell'atterraggio i motori all'improvviso cominciarono a ruggire. Il pilota cercò di risalire, ma era troppo tardi. La parte posteriore dell'aereo si schiantò contro delle rocce vicine alla pista. Poi ondeggiò da un lato all'altro e la parte anteriore dell'aereo precipitò a terra.

Ci fu un'esplosione e la parte posteriore dell'aereo sparì. Si sentì un forte rumore metallico che colpiva l'asfalto della pista. Harrison e gli altri passeggeri furono spinti in avanti contro le cinture di sicurezza. I bagagli uscirono dagli appositi vani. Furono immediatamente rilasciate le maschere dell'ossigeno. Harrison si accorse che le sue orecchie stavano sanguinando.

Il pilota, ignaro dell'entità del danno, disse a tutti di restare tranquilli e seduti. Ma Kirk non lo stette a sentire. Balzò dal suo posto e cominciò a sbloccare la porta della cabina verso l'esterno. L'assistente di volo si alzò e gli disse di sedersi.

"L'aereo sta per esplodere, dobbiamo uscire subito" strillò l'uomo.

Ci fu una colluttazione fra lui e l'assistente di volo. Harrison cercò di tranquillizzarlo, ma non fu una buona idea. Kirk riuscì ad aprire solo per metà la porta. Quando essa fu aperta, lo scivolo cominciò a gonfiarsi. Invece di aprire completamente la porta, Kirk la richiuse rapidamente ed esso cominciò a gonfiarsi all'interno dell'aereo.

Harrison, che era dietro lo scivolo, fu scaraventato al suolo dal suo improvviso gonfiamento. Colpì con la testa il pavimento e svenne. Proprio nello stesso momento, il pilota annunciò che tutti dovevano abbandonare immediatamente l'aereo. Nella parte posteriore dell'aereo, dove c'era lo squarcio, si sprigionarono delle fiamme. Molti passeggeri erano caduti sull'asfalto, ancora allacciati alle loro cinture di sicurezza. Kirk afferrò il suo bagaglio e corse verso la sezione centrale dell'aereo e riuscì a scappare.

In un primo momento nessuno si accorse che Harrison era rimasto intrappolato. In 90 secondi la maggior parte dei passeggeri era fuori dall'aereo. Una delle ultime assistenti di volo che stava uscendo vide una gamba che fuoriusciva dallo scivolo. Qualcuno è rimasto intrappolato sotto! pensò. Afferrò un coltello dalla cambusa e tagliò lo scivolo per sgonfiarlo. Lei ed il pilota riuscirono ad estrarre Harrison dall'aereo.

*

L'incidente avvenne di sabato mattina. Stavo giocando a golf con i miei amici come faccio abitualmente nei fine settimana. Ricevetti la chiamata quando ero alla diciassettesima buca. Chi potrebbe essere? Era il laboratorio. Era caduto un aeroplano all'aeroporto di San Francisco. Le vittime stavano per essere trasportate nel mio ospedale. Il mio personale era addestrato per accogliere un gran numero di vittime, ma soprattutto nel contesto di un terremoto o di altri disastri naturali.

"Abbiamo abbastanza personale per gestire la situazione?" fu la mia prima domanda.

"Sì" rispose Roxy, che era la responsabile del laboratorio in servizio quel giorno. Grazie a Dio ho qualcuno del mio vecchio personale lì, pensai. Sarà in grado di procurare delle risorse umane supplementari se necessario.

"Non ci sono tanti feriti gravi" mi disse al telefono. Poi continuò "Il centro trasfusionale avrà tantissimo lavoro, ma noi probabilmente riceveremo solo delle richieste per emogasanalisi ed elettroliti nel sangue. Bray, il nostro responsabile amministrativo, sta arrivando e preparerà una richiesta straordinaria di provette, per mandarle al Pronto Soccorso."

198

Harrison fu trasportato con una delle prime ambulanze al Genera Hospital e ricoverato in gravi condizioni. Aveva un trauma cranico e ferite multiple dovute alla caduta. C'era anche il problema che aveva inalato del fumo in quanto era stato una delle ultime persone evacuate, quando ormai l'interno dell'aereo era in fiamme. Durante i giorni successivi, Harrison peggiorò. Era ipoteso e fu trattato con dei farmaci vasopressori. I suoi timpani erano perforati. La pressione intracranica era talmente elevata che fu necessario mettere un bypass per farla diminuire. Furono somministrati dei farmaci per rallentare il suo metabolismo. Il giorno successivo sviluppò la rabdomiolisi, ovvero la rottura delle cellule del muscolo scheletrico, come conseguenza del suo trauma. Questo causò il massivo rilascio di enzimi muscolari scheletrici e di proteine come la mioglobina, che ostruirono i tubuli renali impedendo ai reni di funzionare. Fu sottoposto ad emodialisi. Kasey ed i suoi genitori fecero a turno per stare tutto il tempo vicino al letto di Harrison. Dopo due giorni, inaspettatamente sviluppò una importante acidosi metabolica dovuta all'accumulo di acido lattico. A causa della comparsa tardiva dell'acidosi, fu contattato il Centro Antiveleni per verificare se erano presenti delle sostanze acide o delle tossine che avrebbero potuto spiegare questa ultima condizione.

Fui chiamato da Terrance Norris, il direttore del Centro Antiveleni della California Settentrionale. Mi chiese "Cosa ne sai riguardo all'esposizione da azoturo di sodio?"

"L'azoturo di sodio è un battericida ampiamente utilizzato come conservante nei nostri reagenti chimici" risposi. "E' altamente esplosivo, e nel laboratorio dobbiamo prendere delle precauzioni per il suo utilizzo e smaltimento. Perché me lo chiedi?"

"Abbiamo dei passeggeri dell'aereo caduto questo fine settimana in condizioni critiche. Uno di questi potrebbe essere stato esposto."

L'azoturo di sodio è impiegato per gonfiare automaticamente gli airbag automobilistici dopo un incidente stradale. Ce ne sono solo pochi grammi nel cuscino dell'automobile. Questa sostanza chimica viene impiegata anche per gonfiare gli scivoli di emergenza degli aeroplani, ma essi hanno bisogno di chilogrammi di questa sostanza a causa del grande volume necessario per il loro rigonfiamento.

"Uno dei nostri pazienti è rimasto intrappolato sotto lo scivolo che si è aperto all'interno dell'aereo" continuò Terrance. "Stiamo pensando che quando è stato bucato per essere sgonfiato, il nostro paziente potrebbe aver inalato un po' di azoturo di sodio rimasto all'interno dello scivolo stesso che non aveva ancora reagito." Poi spiegò "Ci farebbe piacere se analizzassi il suo sangue per individuare un'eventuale presenza dell'azoturo di sodio."

"Conosco bene quanto riportato nella letterature sulla morte causata dall'azoturo di sodio. Esso può inibire la produzione di energia intracellulare, portando all'ipotensione e ad un arresto cardiaco." risposi. "Per ora non abbiamo dei test di laboratorio disponibile per fare queste analisi, ma vedremo di fare qualcosa in fretta."

"Grazie. E' improbabile che in questo caso ci sia avvelenamento da azoturo di sodio, ma non abbiamo niente altro su cui lavorare" , concluse Terrance.

Ricevetti questa telefonata nella tarda mattinata, un'ora prima di avere un appuntamento con Donna Late, una rappresentante della ditta che produce la nostra strumentazione analitica.

Riguardando la letteratura scientifica sui metodi analitici, notai che non avevamo un reagente che era assolutamente necessario per eseguire il test. Richiederlo avrebbe comportato un ritardo di uno o due giorni per fare le analisi. Così chiesi a Donna se ne avevano nei loro laboratori da prendere urgentemente in prestito. Mi disse che conosceva un laboratorio di ricerca che avrebbe potuto aiutarci. Contattai il direttore del laboratorio che lo trovò in uno dei loro scaffali. Poco dopo la richiesta dal Centro Antiveleni, Jen ,un mio collaboratore, sviluppò un metodo per la determinazione dell'azoturo di sodio e dell'acido azotidrico, che si forma quando il primo entra in contatto con l'acqua. Furono esaminati i campioni di sangue di Harrison e delle altre vittime dell'aereo caduto che erano presenti al General Hospital. Sapevamo approssimativamente dai dati riportati nella letteratura scientifica quale era il livello di concentrazione tossico nel sangue. Fu preparata una soluzione standard dalla bottiglia di azoturo di sodio che avevamo nel laboratorio. Dopo un attento esame di tutti i campioni di sangue, compresi quelli di Harrison non trovammo assolutamente alcuna traccia di azoturo di sodio o acido azotidrico. Ero un po' sollevato nel sapere che questa non era la causa dei problemi clinici di Harrison, immaginandomi che questo avrebbe potuto eliminare una serie di cause da parte delle vittime di incidenti automobilistici. Dopo aver cercato tra un certo numero di altri prodotti chimici e sostanze, concludemmo che, durante l'incidente aereo, non ci furono esposizioni tossiche responsabili dei problemi clinici di Harrison.

Harrison morì quattro giorni dopo il ricovero per le ferite riportate. Non riprese mai conoscenza. Fu reso noto alle agenzie che ci sarebbe stata una conferenza stampa. Il medico che aveva avuto in cura Harrison diede la notizia. Prima che passassero due ore, il Medico Legale inviò un corriere e un assistente nel mio laboratorio per prelevare i rimanenti campioni di sangue e fare delle indagini postmortem.

"Questi campioni saranno importanti per l'indagine sull'incidente da parte della National Transportation Safety Board" disse il rappresentante del Medico Legale.

"La cura per i nostri pazienti attuali ha la priorità rispetto all'indagine retrospettiva postmortem" dissi loro. "Quello che troveremo nel sangue del Sig. Harrison, forse può aiutare quei pazienti che sono ancora in vita nella nostra Unità di Terapia Intensiva. Alcuni di essi hanno gli stessi problemi di salute. Vi restituiremo i campioni di sangue una volta che avremo completato le nostre analisi." Soddisfatti della mia risposta, lasciarono l'ufficio. Alcune settimane più tardi tornarono e diedi loro i campioni rimanenti.

Kasey trovò la collana di perle rosa tra i bagagli di Harrison quando furono restituiti dall'Ente per la Sicurezza dei Trasporti e intuì che Harrison stava pensando a lei mentre l'aereo stava precipitando. Si mise in ginocchio e pianse silenziosamente nella sua camera da letto. Al suo funerale portò la collana anche se era in netto contrasto con l'abito nero che indossava. La salma di Harrison fu tumulata a circa 80 metri da Steve Jobs, che fu sepolto nello stesso cimitero due anni prima. I due imprenditori erano molto simili. Ma uno ha adempiuto al suo destino mentre all'altro gli fu stroncato ancora prima di cominciare.

*

Gli airbag, conosciuti come "cuscino salvavita", sono stati inventati nel

1951 e venivano originariamente gonfiati con aria compressa. Solo dopo il 1967 è stato utilizzato l'azoturo di sodio come materiale per il rigonfiamento. Gli airbag furono introdotti nei veicoli nei primi anni '70 in misura limitata e come optional. La Porsche fu la prima industria automobilistica che li introdusse di serie nel 1987. Poco dopo, altre case la seguirono. Gli airbag laterali divennero disponibili 10-15 anni più tardi. Il Dipartimento dei Trasporti americano stima che il loro impiego abbia salvato la vita a circa 3.000 persone l'anno, mentre l'utilizzo supplementare delle cinture di sicurezza ne abbia protetto altre 12.000.

Gli scivoli di emergenza sono stati introdotti nei voli commerciali fin dal 1960. I primi scivoli potevano essere perforati dai tacchi a spillo delle donne; oggi questo problema non esiste più anche se le persone sono invitate a togliersi queste scarpe per evitare delle slogature quando scivolano fino a terra.

Fino ad ora, non vi sono segnalazioni riguardanti la tossicità degli airbag negli incidenti automobilistici. La quantità di azoturo di sodio presente in essi è minore rispetto a quella degli scivoli degli aerei. Ci sono stati dei rigonfiamenti accidentali degli scivoli quando gli assistenti di volo hanno aperto le porte senza averli disarmati. Questo è il motivo per cui si ricordano a vicenda "porte disarmate e controllo incrociato."

Ci sono stati alcuni casi di esposizione all'azoturo di sodio, non correlati agli airbag: sei professori dell'Università di Harvard nel 2009 e dei clienti che avevano mangiato in un ristorante di Dallas. Non sono morti, ma avevano le vertigini ed erano ipotesi.

L'ospedale come asilo

****

La famiglia di Deepa era originaria di Mumbai in India. Suo padre era un ingegnere elettronico che si era trasferito sulla costa occidentale degli U.S.A. dopo aver conseguito la laurea magistrale. Deepa, all'epoca, aveva sette anni. Come molti immigrati di prima generazione, la bambina aveva difficoltà ad accettare la sua identità culturale. Era legata alle tradizioni Indiane, ma voleva anche essere uguale a tutti gli altri bambini americani. Quando compì diciotto anni, i suoi genitori le organizzarono un matrimonio combinato con un ragazzo Indiano del suo stesso ceto sociale. In un primo momento si risentì per l'interferenza della sua famiglia, ma alla fine si innamorò di suo marito: Javender. Quando si sposò aveva ventun anni, mentre lui ne aveva due in più.

Anche Javender era un ingegnere, ma era molto ambizioso. Si formò lavorando per una società di hardware per computer ma era impaziente. Dopo tre anni lasciò il lavoro e, con un compagno di università, fondò una compagnia su Internet che si occupava di fornire all'industria cinematografica di Bollywood gli strumenti digitali per produrre film d'animazione. Javender si recava spesso a Mumbai, dedicando la maggior parte del suo tempo all'avvio dell'impresa: gliene restava, così, poco da dedicare a sua moglie Deepa.

A venticinque anni Deepa rimase incinta. In quel periodo gli affari di Javender andavano bene e lui trascorreva sempre meno tempo a casa. Alla donna **non piaceva** questa situazione, ma allo stesso tempo era consapevole che non poteva farci niente. Quando arrivò la piccola Seema, la donna sperò che la nascita della figlia avrebbe dato un senso alla sua vita. All'inizio la situazione sembrava essere migliorata. Vedeva che la bambina dipendeva totalmente da lei e questo la faceva sentire importante. Tuttavia, quando arrivò la fase dei "terribili due anni", la bambina diventò maleducata e tremenda. Faceva molti capricci urlando, gettava il cibo per tutta la casa e non riusciva a gestirla. Deepa si accorse che la piccola era molto simile a suo padre, molto indipendente e bisognosa di avere una vita propria. Seema diventò sempre più un peso per la madre che cominciò a provare risentimento anche verso la figlia. "Forse se avessi un mio lavoro", pensò fra sé, "potrei avere ancora degli stimoli nella mia vita". Gli affari di Javender andavano bene e decisero di assumere una baby sitter. Fu così che, in autunno, la ragazza si iscrisse all'Università Statale come studentessa in farmacia.

*

Uno dei miei incarichi al General Hospital era di insegnare agli studenti i principi di base dei veleni. Nella Facoltà di Farmacia, tenevo una serie di lezioni che ne illustravano diversi tipi, compresi i metalli pesanti come l'arsenico, gli anticoagulanti come topicidi, i funghi tossici, gli analgesici e gli alcoli tossici, come il metanolo e il glicole etilenico. Il corso prevedeva anche una parte svolta in laboratorio, dove gli studenti potevano imparare ad utilizzare la spettrometria di assorbimento atomico e la gascromatografia, apparecchiature utilizzate per l'individuazione di questi veleni. Deepa fu una delle mie studentesse ed era la **migliore del suo corso**. A differenza degli altri studenti che prestavano poca attenzione alle lezioni, lei prendeva moltissimi appunti e si fermava dopo le lezioni per fare ulteriori domande. Una volta me ne fece una che mi sembrò strana.

"Quanto metanolo o glicole etilenico bisogna somministrare ad una persona per farla star male senza ucciderla?".

Risposi scherzando: "Perché, sta cercando di sbarazzarsi di qualcuno?".

La donna rise, poi disse: "No, è solo curiosità. Non importa, dimentichi questa domanda".

*

Circa sette mesi più tardi, una bambina indiana di due anni e mezzo fu ricoverata al General Hospital affetta da una grave acidosi metabolica. Si tratta di una grave patologia che può portare alla morte per cui deve essere curata immediatamente. Nella crisi diabetica e nello shock settico, la presenza di sostanze tossiche è utilizzata per fare diagnosi differenziale delle acidosi. L'assenza di chetoni esclude la chetoacidosi diabetica, mentre l'assenza della lattato deidrogenasi, senza febbre, rende meno probabile la sepsi.

Così il personale medico sospettò una tossicità causata dall'alcol, come il glicole etilenico. Il glicole etilenico è molto più dannoso dell'alcol etilico. Poiché gli avvelenamenti non sono frequenti, il mio laboratorio all'epoca non eseguiva ancora queste analisi, così i campioni furono inviati ad un laboratorio di riferimento, che utilizzava la gascromatografia. Le analisi delle urine del bambino indicavano un'altissima concentrazione di glicole etilenico. Un tale livello avrebbe potuto uccidere la maggior parte delle persone adulte, ma questa bambina sembrava riuscisse a tollerarlo bene.

Scoprii questo evento per caso, grazie ad un mio specializzando a cui fu chiesto di eseguire il test per il glicole etilenico. Considerando che questa circostanza era molto insolita, mi recai presso l'unità di terapia intensiva pediatrica per vedere la bambina. Quando arrivai trovai, con mio grande stupore, la mia ex studentessa nella camera.

"Deepa, cosa ci fai qui?", chiesi. Poi capii che era la madre della paziente che ero venuto a visitare.

"Questa è mia figlia Seema", mi disse. "E' molto grave, Professore. Come può essere successo?". Stavo per chiederle la stessa cosa. "La deve aiutare", mi disse. "Lei è tutto quello che ho". La assicurai che era in ottime mani.

Poi lei continuò a chiedere: "Potrebbe rimanere in ospedale il più a lungo possibile? Sta molto meglio qui che a non casa nostra". Quest'ultima richiesta mi turbò. E' noto come gli ospedali non siano un luogo molto sicuro per i bambini: le infezioni che si possono contrarre rappresentano, infatti, un grave problema.

"Perché ha detto questo?", mi chiesi. "Non è che a casa subisca maltrattamenti?". Senza rispondere alla sua domanda, le dissi che dovevo vedere altri pazienti e uscii dalla camera. Mi precipitai a cercare il pediatra che aveva in cura la piccola.

*

Il Dr. John Reynolds era stato il Direttore della nostra Unità di Terapia Intensiva per più di vent'anni. Aveva visto parecchi avvelenamenti di bambini ma, anche per lui, questo caso era particolare. L'avvelenamento accidentale di un bambino da

208

glicole etilenico è estremamente raro. Un controllo dei trascorsi medici di Seema evidenziò che era stata ricoverata più volte con gli stessi problemi: deficit dell'ormone della crescita e troppo acido nel sangue. La prima volta accadde quando la bambina passò dal latte materno a quello artificiale per neonati. Fortunatamente la bambina rispose positivamente alle cure e fu dimessa dopo pochi giorni.

Poiché Deepa non sapeva spiegare come sua figlia potesse essere stata esposta al glicole etilenico, il Dr. Reynolds contattò i Servizi Sociali dello stato. Il personale provvide ad interrogare approfonditamente i genitori di Seema, la baby sitter e ad investigare all'interno della casa degli Javender. In un frigorifero, trovarono una bottiglia con del latte artificiale per neonati. La sequestrarono e la mandarono nello stesso laboratorio dove erano state eseguite le analisi delle urine della bambina. Il contenuto della bottiglia non evidenziò alcuna contaminazione. Tuttavia, quando il laboratorio analizzò la tettarella, vennero trovate tracce di glicole etilenico. Dissi al Dr. Reynolds che la madre era stata una delle mie allieve e che, grazie alle mie lezioni, aveva imparato quali fossero gli effetti prodotti dall'avvelenamento da glicole etilenico. Gli raccontai anche della domanda che mi aveva fatto sulla quantità necessaria per far star male una persona. Non mi sarei mai sognato che uno dei miei studenti avrebbe utilizzato questa conoscenza per avvelenare il proprio figlio. Di fronte a queste prove, Deepa negò di aver avvelenato la figlia.

"Amo mia figlia e non potrei mai farle del male".

"Come mai c'era del glicole etilenico nel suo biberon?", chiese il rappresentante dei servizi sociali. A questa domanda Deepa non seppe dare risposta.

Il Dr. Hans Sinclair, un medico legale, fu incaricato di esaminare il caso. Dopo l'incontro con Deepa, concluse che soffriva della sindrome di Munchausen per procura, una malattia psichiatrica caratterizzata dal bisogno di causare dei danni fisici ai propri figli. Questa malattia avviene quasi esclusivamente nelle donne poiché gli uomini sono meno coinvolti nella crescita dei figli.

"Deepa era stata travolta dalle esigenze di Seema e aveva bisogno di trovare una soluzione per uscire da questa situazione", spiegò il Dr. Sinclair. "Così ha avvelenato la figlia fino a quando non è stata talmente male da rendere necessario un ricovero in ospedale".

Considerate le prove, l'Ufficio dell'Avvocato Distrettuale la incriminò. Lei continuava, però, a proclamarsi innocente. La donna fu giudicata pericolosa per la bambina e inviata in una struttura psichiatrica dove avrebbe ricevuto cure adeguate. Considerando che Javender non era coinvolto nell'avvelenamento, gli fu data in custodia Seema. Dopo la cura la bambina, sembrava stare meglio anche se continuava ad essere molto piccola per la sua età, ed era più malata che sana.

Javender imparò tutto quello che poteva sulla sindrome di Munchausen per procura. Si convinse che sua moglie soffriva di questa patologia ed aveva bisogno delle cure di un professionista. Occasionalmente andava a trovare Deepa e qualche volta portava con sè anche Seema. Così divenne padre "a tempo pieno", affidando gli affari quotidiani dell'azienda al suo socio. Dopo alcuni mesi, grazie alle cure che le erano state fornite, Deepa si sentì meglio. Alla coppia furono concesse le visite coniugali. Nel giro di sei mesi, Deepa rimase incinta di nuovo. Mentre la donna si trovava ancora nella struttura psichiatrica, partorì un bambino sano che fu chiamato Vijay. Il bambino fu affidato a Javender e alla sua famiglia che lo portavano regolarmente a trovare Deepa mentre era in istituto. Nel giro di un anno, Vijay sviluppò un tipo di malattia molto simile a quello che aveva avuto Seema, compresi alcuni episodi di grave acidosi metabolica. Andò diverse volte al pronto soccorso, ma i medici non trovarono niente. Durante un ricovero in ospedale, Javender venne a trovarmi, chiedendomi aiuto. Non mi aveva mai incolpato per la condanna di Deepa. Mi disse che avevano avuto un altro figlio e che il bambino soffriva di problemi simili a quelli di Seema. Pensando che le malattie di questi due fratelli potessero essere geneticamente correlate, chiesi alla famiglia di portarmi un campione di urina fresca di Vijay per effettuare dei test genetici. Ora siamo in grado di effettuare un test di laboratorio per le malattie congenite che permette di rilevare il metanolo ed il glicole etilenico. Quando ricevetti i risultati dal laboratorio e li controllai, rimasi a bocca aperta. Era stato commesso un terribile errore.

Chiamai Javender e gli chiesi di portarmi un campione di urina di Seema. Dopo aver esaminato anche questo secondo campione, ero sicuro che qualcosa non aveva funzionato. Andai a consultare nell'archivio i registri del laboratorio per controllare gli esami originali delle urine di Seema. Con mia sorpresa, il campione non era stato inviato al solito laboratorio di riferimento dell'ospedale. Successivamente ricordai che alcuni anni fa i nostri amministratori ospedalieri vollero che tutti i test venissero inviati ad un nuovo laboratorio di riferimento in quanto meno costosi. Questo "esperimento" di utilizzare un fornitore a basso costo durò solo pochi mesi perché la qualità del laboratorio fu messa in dubbio in diverse occasioni e, infatti, chiuse pochi mesi più tardi. Avevo dimenticato che, anni fa, inviavamo i campioni a questo laboratorio. Raccolsi tutti i dati e chiamai il dottor John Reynolds per spiegare cosa avevo scoperto.

"Ho la prova che il primo laboratorio che ha analizzato il campione delle urine di Seema ha commesso un grosso errore", spiegai. "A quanto pare le urine della bambina contenevano acido propionico e non glicole etilenico. Questo acido viene escreto nelle urine dei pazienti con acidemia propionica, una malattia congenita. Questi bambini hanno carenza di un enzima cruciale per abbattere i grassi e gli acidi grassi nell'organismo. Questa acidosi si manifesta in seguito a una dieta proteica elevata", continuai. "Noi utilizziamo la cromatografia per separare i composti e abbiamo trovato che sia il glicole etilenico sia l'acido propionico hanno un comportamento cromatografico simile. Un occhio non allenato potrebbe confondere l'uno con l'altro. Poiché l'avvelenamento da glicole etilenico è più frequente rispetto all'acidemia propionica, il laboratorio che, all'epoca, eseguì l'analisi e che non aveva esperienza con i test di cromatografia liquida per le malattie metaboliche, ha fornito una diagnosi sbagliata. Il laboratorio non utilizzò lo spettrometro come rilevatore, il quale avrebbe potuto rivelare cosa era realmente presente nel campione".

Ancora perplesso il Dr. Reynolds chiese: "Quindi cosa ti ha suggerito a rivedere i risultati delle analisi originali di Seema?".

"In realtà è stato Vijay, il nuovo fratellino di Seema, che mi ha fatto venire dei sospetti" dissi. "Ha la stessa esposizione molteplice di acidosi associata a una difficoltà di crescita. Però in questo caso, Deepa è in istituto e non avrebbe potuto avvelenare suo figlio e noi non abbiamo mai pensato che Javender fosse coinvolto perché era sempre occupato con il suo lavoro. Perciò, ho cercato altrove per trovare una spiegazione plausibile".

Poi il medico disse: "E come mai il biberon conteneva il glicole etilenico?".

"Sono convinto che la tettarella contenesse la saliva di Seema. Sono state trovate delle tracce di acido propionico nella sua saliva, e anche queste furono erroneamente identificate dal laboratorio".

Reynolds sospirò e, infine, osservò: "Così Deepa, dopotutto, diceva la verità? Tu sai che lei non aveva mai smesso di proclamarsi innocente. Ora, che è tutto chiaro, possiamo curare correttamente le malattie dei due fratellini, e mandare a casa Deepa dai suoi bambini".

Scoperta la verità, Reynolds chiese al tribunale di riesaminare le prove contro Deepa. Entrambi testimoniammo a suo favore. Un laboratorio indipendente rianalizzò le urine fresche dei due bambini per verificare la presenza di acido propionico che io avevo individuato. Dopo un nuovo processo, Deepa fu assolta dall'accusa di minaccia alla salute della bambina, fu dimessa dalla struttura psichiatrica e poté finalmente tornare dalla sua famiglia. I suoi tre anni di calvario erano finiti; e non avrebbe più pensato di usare l'ospedale come asilo per Seema. La coppia non portò rancore verso alcuna persona per ciò che era accaduto. Erano stati fatti numerosi errori a cominciare dall'emissione di un referto sbagliato di quel laboratorio. Erano molto felici di essere di nuovo insieme, per la prima volta, come una vera famiglia.

Ora che era stata diagnosticata l'acidemia propionica ai due fratellini, fu data ad entrambi una cura appropriata. Questa includeva una dieta a ridotto apporto proteico e un'integrazione di carnitina per mantenere le riserve energetiche. Sebbene questi bambini continuassero ad essere più ammalati della norma, la loro salute migliorò dopo che furono prese queste misure. Javender capì di aver trascurato troppo sua moglie e la famiglia per fare carriera. Ma erano ancora giovani e avevano una vita davanti a loro. Javender vendette la sua parte di società al socio e divenne dipendente e azionista della compagnia. Quando arrivava a casa la sera, smetteva di pensare al suo lavoro, cosa che prima non riusciva a fare. Limitò i suoi viaggi in India solo ad una volta all'anno, facendosi accompagnare da Deepa e dai suoi bambini.

*

La sindrome di Munchausen è definita come un danno causato da noi stessi. Fu riconosciuta per la prima volta come malattia nella metà del diciannovesimo secolo. La variante della sindrome di Munchausen "per procura" avviene quando il danno è causato da una persona che si ama, molto spesso la madre. Entrambe sono classificate come malattie mentali. Il termine Munchausen fu coniato nel 1951 dal Dr. Richard Asher, un insigne endocrinologo britannico. La sindrome fu chiamata così dopo che il Barone von Munchausen, un ufficiale prussiano del 18° secolo, inventava delle storie sulle sue gesta militari. La sindrome di Munchausen per procura è stata descritta per la prima volta nel 1976. Non ci sono documenti con dati verificabili sul numero reale dei malati di sindrome di Munchausen per procura all'anno, sebbene negli Stati Uniti si stima siano dai 200 ai 1.200 casi. I ragazzi subiscono gli effetti in eguale modo delle ragazze. L'età media dei bambini al momento della diagnosi è di circa quattro anni.

Mi rammaricai del ruolo che avevo avuto nel suggerire al pediatra di Seena che sua madre poteva aver causato dei danni alla sua primogenita. Come poi è emerso lei era innocente e io ero giunto a delle conclusioni sbagliate. Fortunatamente, fui capace di giocare un ruolo chiave nel restituire la bambina alla famiglia. E' importante per me e per i miei collaboratori del laboratorio clinico capire che ci sono delle persone e delle conseguenze importanti dietro ai risultati che noi forniamo.

L'imbranato impotente

****

Carl Roper imparò a giocare a golf quando faceva il portamazze al circolo sportivo di suo padre, il Piedmont Greens. Quando non era impegnato a portare la sacca da golf per un cliente, lui e gli altri ragazzi, dopo la scuola e nei weekend, trascorrevano ore nel campo e nelle piazzole. In quegli anni le mazze erano fatte di legno e, se colpivi la pallina con una mazza sbagliata, questa le avrebbe lasciato un'impronta permanente. I suoi genitori erano contenti che passasse il tempo al club, perché così era occupato e lontano dai guai. All'età di dieci anni, un professionista locale notò che Carl aveva un buon colpo e poteva mandare la pallina oltre i 200 metri. Gli diede dei consigli su come colpire, come tenere la posizione del corpo e lo incoraggiò a partecipare alle competizioni. Nel giro di due anni, Carl vinse il campionato junior per club, battendo ragazzi che avevano cinque anni più di lui. Andò al liceo entrando nella squadra dell'istituto e, sebbene fosse una matricola, fu il miglior giocatore della squadra. Nell'ultimo anno vinse il campionato nazionale individuale di golf. Ricevette diverse borse di studio per giocare nella squadra universitaria e si iscrisse all'Università Statale. Durante il secondo anno, guidò la squadra al campionato del "National Collegiate Athletic Association". Carl fu campione individuale del torneo, dopo aver chiuso in buca con nove colpi in meno del par. A questo punto, il ragazzo si trovò di fonte a un bivio nella sua carriera. Nel golf amatoriale aveva fatto tutto. Il suo vecchio istruttore al Piedmont Green gli disse che era ora di passare al professionismo. Carl non era convinto perché gli piaceva la vita universitaria. Viveva in una confraternita e non frequentava solo i compagni. Alla fine decise di abbandonare gli studi per poter avere più denaro.

Nonostante i suoi successi Carl rimase, per tutta la sua carriera da golfista, ai margini nell'Associazione dei Golfisti Professionisti. I migliori giocatori in quei tempi erano Jack Nicklaus, Lee Trevino, Tom Watson e anche Arnold Palmer, la cui carriera iniziò poi negli anni successivi. Anche se Carl non trionfò mai in una gara importante, riuscì a vincerne alcune di livello minore o ad essere fra i primi nelle altre. Giocò prima dell'era di Tiger Woods e dell'istituzione del premio di un milione di dollari. Tuttavia, per i suoi 20 anni, il compenso era sufficiente a sostenere le spese per i tornei.

Dal momento che viaggiava per la maggior parte dell'anno, la vita sociale di Carl era legata alla sua professione di golfista. Frequentava le donne che incontrava ai tornei o che lavoravano nei club dove si svolgevano gli eventi. Alcune gli lasciavano il proprio numero telefonico e le chiavi della stanza d'albergo. Carl approfittò della sua notorietà di atleta professionista ed ebbe diverse "avventure di una notte" con molte di queste donne.

Aspettò di avere trent'anni prima di sposarsi con una ragazza carina che aveva conosciuto in uno snack bar di questi circoli. Da allora Carl cominciò a perdere posizioni in graduatoria e iniziò a bere con maggior frequenza. Sfortunatamente il matrimonio durò solo due anni. Accusandolo di negligenza e di disagio emotivo, la sua ex moglie ottenne per il divorzio una notevole somma di denaro. Tre anni più tardi, sposò un'altra donna che non era dell'ambiente golfistico; faceva la cameriera nel suo bar preferito. Carl smise di bere per alcuni anni e tornò a giocare meglio. Lui e sua moglie cercavano di avere un bambino. Dopo diversi anni di tentativi non erano riusciti a concepirlo e, alla fine, questo insuccesso lo portò al suo secondo divorzio.

L'uomo lasciò il professionismo all'età di quarantadue anni. Non era più competitivo e non vinceva abbastanza denaro da sostenere le spese dei tornei, ma volle comunque restare nel mondo del golf, così diventò un istruttore professionista nel vecchio club di suo padre. Fin da ragazzo era una leggenda nel club ed i proprietari furono felici di metterlo nel loro libro paga. Per un bel po', questo soddisfò il suo bisogno di golf. Carl, però, non era un bravo istruttore per i ragazzi. Le sue preferenze andavano alle belle e ricche signore di mezza età, con le quali otteneva molto successo. Andava sul sicuro perché sapeva che nessuna di queste donne avrebbe lasciato il proprio ricco marito. Rinunciava subito se capiva che una donna voleva più del semplice sesso occasionale.

Dopo sette anni di lavoro al Piedmont Greens, cominciò ad annoiarsi con l'insegnamento. Voleva tornare a gareggiare. Mentre era vicino ai cinquant'anni decise di gareggiare al "PGA senior tour", così passò il resto dell'anno ad allenarsi. Ingaggiò un allenatore e si comportò discretamente nel "Nationwide Tour". Questo torneo è di poco meno importante del PGA Tour. Viste le prestazioni ottenute nel "regular tour", l'anno successivo ricevette la deroga che gli permise di partecipare al "senior tour". In questo torneo Carl giocò bene e vinse del denaro, come quando era giovane, ma la cosa più importante per lui fu che aveva la possibilità di rimanere in contatto con i giocatori migliori e, nello stesso tempo, conquistare nuovi obiettivi femminili.

Quando compì 55 anni, le sue prestazioni sessuali non erano più come quelle di un tempo. Sebbene il suo desiderio sessuale fosse sempre forte, non riusciva ad eccitarsi al momento giusto. Andò dal suo medico per vedere se c'era qualcosa che lo potesse aiutare. Il dottore pensò di prescrivergli il Viagra; essendo, però, Carl iperteso, gli disse che questo farmaco poteva essere pericoloso per la sua salute. L'uomo uscì dallo studio demoralizzato. La vecchiaia stava mettendo in difficoltà la sua vita sessuale. Poi un giorno, mentre era in aeroporto per recarsi ad un torneo, notò una rivista che suscitò il suo interesse: Curare la disfunzione erettile usando il Trojan, un farmaco, a base di erbe, contenente solo sostanze naturali. Una volta arrivato a San Francisco, Carl andò in un negozio che vendeva integratori alimentari e acquistò una scorta di Trojan. Aveva un appuntamento con Jill, una delle donne che lavoravano al tavolo delle iscrizioni al torneo; avrebbe provato il farmaco quella sera stessa.

Il Trojan si presentava sotto forma di capsule trasparenti prive di marchio. Al loro interno si poteva vedere del materiale verde e granulare, abbastanza diverso dalle polveri che si trovano nei soliti farmaci. Ingoiò due pillole pochi minuti prima di bussare alla porta della camera d'albergo di Jill. Lei lo fece entrare: era vestita con solo una vestaglia nera. Carl si eccitò ed ebbe quasi subito un'erezione. Il sesso in quell'occasione fu il migliore che Carl avesse mai fatto in tanti anni.

"Questa roba funziona veramente", disse fra sé e sé. Dopo il sesso si addormentò, anche se ebbe ancora un'erezione. La mattina successiva, Jill si svegliò con Carl ancora vicino a lei.

Lo scosse: "Carl sveglia, devi giocare oggi. Sveglia!". Ma non ci fu risposta. Lei tirò indietro le coperte, ma Carl non si muoveva né dava segni di risveglio. Poi notò che aveva il membro ancora eretto. Jill così capì che era in *rigor mortis*. Gridò e chiamò la portineria dell'albergo chiedendo aiuto. Carl aveva fatto il suo ultimo colpo.

*

Il corpo di Carl fu messo in posizione supina su una barella con le ruote e portato nello studio dei medici legali. Fu coperto da un lenzuolo da cui fuoriuscivano solo le dita dei piedi e una etichetta di identificazione. Intorno al tronco, c'era una sporgenza che formava una mini-tenda con il lenzuolo. Herbert ed Ernest, gli assistenti che coadiuvavano i medici legali nell'autopsia, ebbero una giornata campale con questa scena. La leggerezza può essere molto terapeutica quando si lavora quotidianamente con la morte. Nel corso degli anni, avevano visto molti omicidi, molestie a bambini, vittime di stupro, **lesioni terribilmente** sfiguranti e le varie fasi della decomposizione del corpo umano. Bisogna sicuramente essere una persona particolare per poter fare **questo tipo di lavoro** anno dopo anno. Così, quando si trovarono di fronte ad un caso come questo, non riuscirono a resistere.

"Si è dimenticato di mettere via la sua mazzetta", **disse Herbert a Ernest.**

"Questa non è **una mazzetta, è una** di quelle lunghe mazze da golf da 450 cc al titanio", disse Ernest che era un appassionato giocatore di golf.

"Ma ha dimenticato di tirare la palla; due di loro sono ancora sul campo e ....".

In quel momento sentirono il loro capo entrare nella stanza. Sia Herbert che Ernest indossavano dei pantaloni chirurgici verdi. Si guardarono e, senza dire una parola, slegarono i loro lacci attorno alla vita.

Il medico legale arrivò e disse: "Smettetela ragazzi, e tornate a lavorare." Aveva sentito le battute che avevano fatto prima.

"Si signore!", dissero contemporaneamente, stando dritti in piedi mentre lo salutavano. I pantaloni caddero dalla loro vita sulle caviglie esponendo i boxer. Il medico non poté resistere e si mise a ridere ad alta voce. Aveva anche lui bisogno di un po' umorismo nella sua giornata.

*

Ricevetti la telefonata dal medico legale qualche giorno più tardi. "Abbiamo appena fatto l'autopsia a un uomo che è deceduto a causa di un infarto. C'erano alcune pillole di erbe senza marchio nella sua tasca. Ci stiamo chiedendo se questo può aver contribuito alla sua morte. Potresti dare un'occhiata alle pillole?".

"Certamente", dissi al medico legale. "Devo sapere qualcos'altro?".

"Si, è deceduto con il pene eretto, cosa che è fortemente insolita. Era un golfista di professione".

Il sangue e le urine post mortem arrivarono il giorno dopo insieme alle pillole che, presumibilmente, aveva preso. "Questo è un lavoro per il nostro spettrometro di massa ad alta risoluzione", dissi dando istruzioni a una delle mie tecniche che era al lavoro. "Il medico legale sospetta che le pillole a base di erbe siano state adulterate con droghe sintetiche contro l'impotenza. Mentre i principi attivi del Viagra e Cialis sono regolati dall'Agenzia per gli

Alimenti e i Farmaci, i medicinali a base di erbe sono considerati degli integratori e non sono controllati".

"Quindi, cosa cerchiamo?", mi chiese la mia tecnica Betsy.

"Dei farmaci analoghi al Tadalafil ed al Sildenafil, che sono contenuti rispettivamente nel Viagra e nel Cialis". La tecnica prese i campioni e andò in laboratorio.

Circa tre ore più tardi, fui chiamato. "Professore, abbiamo trovato qualcosa di molto interessante sia nel sangue che nel farmaco". Lasciai il mio ufficio e mi recai al piano inferiore dove erano state effettuate le analisi.

Quando arrivai, Betsy disse: "Abbiamo la corrispondenza di due composti: l'Hydroxyhomosildenafil e l'Acetildenafil. E' quello che stava cercando, Professore?".

Guardando i risultati, mi resi contro che erano coerenti con quello che il medico legale mi aveva detto. "Noi non abbiamo uno standard e senza di esso non posso essere certo. Cerchiamo su internet e vediamo se possiamo acquistare queste sostanze chimiche".

Quando tornai nel mio ufficio, non riuscii a trovare niente sull'Acetildenafil. C'era, invece, un elenco di ditte che producevano l'Hydroxyhomosildenafil in Cina. Mandai loro un'e-mail e ricevetti la risposta il giorno dopo. "Il prezzo del listino era di 1.000 $ americani. La quantità minima acquistabile era di 100 chilogrammi".

"Ma noi non abbiamo bisogno di tutta questo materiale per standardizzare il nostro metodo. Un milligrammo sarebbe più che sufficiente", disse Betsy.

"Lo so, ma loro non sono al corrente che noi siamo un laboratorio di analisi. Probabilmente non ce lo venderebbero se sapessero a cosa ci serve. Pensano che siamo un produttore di erbe e che vogliamo migliorare i nostri prodotti per la disfunzione erettile con questa sostanza chimica. Non abbiamo altra scelta che comprare tutta questa grande quantità".

"Non usi questa roba", si raccomandò Betsy scherzando.

"Molto divertente", dissi ridendo. "Ma non buttiamola troppo sul personale".

Quando il materiale arrivò, facemmo alcune analisi per determinare la sua massa e purezza. Trovammo che era in gran parte libera da contaminazioni. "Dato che è stata preparata per essere assunta da persone, hanno fatto un buon lavoro per eliminare le impurità", dissi a Betsy. "Vediamo quali livelli di farmaco troviamo nel nostro vecchio imbranato".

Quando le analisi furono completate, chiamai il medico legale per informarlo su che cosa avevamo trovato. "Le erbe che il Sig. Roper ha preso erano qualcosa chiamato Trojan. Questa erba contiene due prodotti chimici analoghi al Viagra. Abbiamo anche analizzato delle pillole di Cialis e Viagra e confrontato i risultati con il Trojan. Anche se non conosco la potenza relativa del Sildenafil e dei suoi analoghi, sembra che il Sig. Roper ne avesse una quantità eccessiva nel suo sangue e nelle urine. Penso che questo abbia avuto un ruolo fondamentale nell'infarto".

La morte di Carl nella camera d'albergo venne resa pubblica nelle notizie sportive. Era molto conosciuto nell'ambiente golfistico, ma la notizia venne riportata nelle ultime pagine dopo quelle più importanti del giorno. Mentre i risultati dell'autopsia furono resi pubblici, nessuno scrisse che aveva assunto un farmaco contro l'impotenza e che aveva fatto sesso poco prima di morire. Fu scritto solo che aveva avuto un infarto. Dopo questo evento, il

L'imbranato impotente

Piedmont Green prese il nome di Carl Roper. La sua foto è appesa nel negozio del golf sopra una targhetta con le date della sua nascita e della sua morte.

***

Questo caso dimostra quanto sia rischioso assumere farmaci a base di erbe da fonti inaffidabili. La convinzione che le sostanze naturali siano sicure deve essere rimossa, in quanto vi sono molti composti trovati in natura che sono tossici. Inoltre, per poter aumentare i propri profitti grazie alla popolarità attuale dei rimedi omeopatici, i laboratori clandestini adulterano i loro prodotti con droghe vere o equivalenti e li vendono ad un pubblico ignaro. Essendo essi definiti come "nutraceutici", sono considerati sicuri e non sono regolamentati dall'Agenzia per gli Alimenti e i Farmaci. Tuttavia, alcuni prodotti a base di erbe non sono "totalmente naturali"come pubblicizzato. Per ottenere gli effetti desiderati, queste miscele possono essere alterate con droghe o loro analoghi. La presenza di queste sostanze non è evidenziata nella confezione. I produttori di queste erbe potrebbero utilizzare una carente tecnica di produzione e, di conseguenza, la concentrazione di queste sostanze potrebbe variare da lotto a lotto.

Dopo la morte di Carl Roper, ho presentato una denuncia alla branca californiana dell'Agenzia per gli Alimenti e i Farmaci riguardo il Trojan e le sostanze che ho trovato in esso. Ciò ha portato a un'inchiesta sulla sicurezza di questo prodotto. Furono mandate delle lettere che chiedevano la documentazione sulle norme di produzione. La ditta cinese non rispose. Nello stesso momento, fu inviato ai punti vendita l'ordine di togliere dal commercio il prodotto Trojan. Venuti a sapere dell'ordine, i produttori chiusero i loro negozi e il prodotto non fu più confezionato. E', però, molto probabile che gli individui coinvolti abbiano riaperto una nuova sede produttiva e che il prodotto sia stato reintrodotto con un'etichetta diversa. A causa della mancanza del controllo dell'Agenzia per gli Alimenti e i Farmaci, questa è una situazione in cui l'unica garanzia sinceramente buona è "Acquirente stai attento!".

La buongustaia di funghi velenosi

****

Mei-Tse Chang aveva 64 anni, due figli e cinque nipoti. Aveva vissuto la maggior parte della sua vita a Taiwan, ma, dopo la morte di suo marito, andò a trascorrere l'autunno ed il successivo inverno a Taipei assieme al figlio Tad e alla sua famiglia, mentre avrebbe passato la primavera e l'estate a Barkeley in California con suo figlio Goh.

"Non posso più passare i mesi estivi a Taiwan", disse a Tad "Il clima caldo e umido non mi ha mai disturbato, ma sento che sto diventando vecchia e non posso prendere troppo caldo."

Tad e Goh erano uomini d'affari di successo. Il primo aveva una sua fabbrica di chip al silicio a Taiwan ed il secondo era comproprietario di una società che sviluppava software in California. Mei non prestò caso alle 14 ore di volo, perché il figlio le aveva prenotato un biglietto di prima classe dove le poltrone si reclinavano completamente. Se non fosse riuscita a dormire, avrebbe trascorso il tempo a leggere o a lavorare a maglia per i suoi nipoti. Tad aveva tre figlie, mentre Goh due gemelli di 8 anni, Nelson e Pang.

Mei arrivò a Berkeley poco dopo una delle primavere più piovose che la Bay Area californiana avesse mai visto da anni. Le condizioni erano ideali per la crescita dei funghi selvatici. Una sera Goh e sua moglie Hua dovettero andare ad una cena d'affari e chiesero a Mei di fare **da babysitter** ai due gemelli. Lei disse che avrebbe cucinato la sua specialità, spaghetti con funghi freschi e pollo saltati in padella. Di solito, andava la domenica al mercato agricolo a comprare i funghi. Questa volta, tuttavia, disse a Goh che avrebbe portato i ragazzi nel campo vicino alla casa per raccoglierne di freschi per cucinare un piatto speciale. Hua non si sentiva sicura del fatto che Mei volesse cucinare dei funghi selvatici ed espresse, in privato, la sua preoccupazione al marito. Ma Goh assicurò la moglie che sua madre aveva raccolto funghi per tanti anni a Taiwan ed era esperta di funghi velenosi. Così Hua non disse più niente, anche se l'idea che Mei andasse a raccogliere dei funghi freschi per la cena la rendeva nervosa. Secondo la cultura asiatica era difficile per una giovane moglie contestare la suocera, specialmente una come Mei che aveva una forte personalità. Hua aveva passato la maggior parte della sua vita negli Stati Uniti, ma rispettava ancora la cultura asiatica.

La nonna ed i due gemelli andarono nel campo portando un cesto di vimini foderato con un panno e raccolsero qualche dozzina di funghi. "Torniamo a casa, noi chiamiamo questi funghi caogu " disse ai ragazzi. "Sono molto buoni da mangiare. Forza, andiamo a casa e cominciamo a cucinarli." Raccolsero i loro cesti e si diressero verso casa.

Arrivati, Mei lavò con cura i funghi, li tagliò verticalmente in fette sottili e li mise in una padella. Poi aggiunse gli altri ingredienti per la pietanza: pollo cotto, brodo, **scalogno, udon giapponesi** e spezie. Mescolò il tutto a fiamma alta per riscaldare la padella, aggiungendo olio di sesamo e salsa di soia. Quando tutto fu cotto a puntino, Mei servì il cibo. Dopo essere stati fuori tutto il pomeriggio nel campo con **la loro nonnina**, i gemelli erano particolarmente affamati e chiesero una seconda porzione. Dopo la cena, si sedettero tutti in sala da pranzo. Mei guardava la televisione ed i ragazzi giocavano ai videogiochi.

Dopo poche ore, i due ragazzi iniziarono ad avere nausea e si lamentavano di dolori da crampi gastrointestinali. Sembrava che Nelson fosse quello che stava peggio: si lamentava ed era piegato in due dal dolore. La nonna li mise a letto e chiamò il figlio. Goh e Hua stavano prendendo il caffè ed il dessert quando ricevettero la telefonata.

"I bambini stanno male ed anch'io non mi sento tanto bene," Mei disse a Goh. "Cosa devo fare?" Hua sentì la conversazione e prese immediatamente il telefono dalle mani del marito.

"Che sintomi hanno, mamma?"

"Crampi allo stomaco", replicò Mei.

Hua si alzò e disse, "Dobbiamo partire subito,"appena spento il cellulare. Poi si girò verso il marito e disse, "Goh, potrebbero essere stati avvelenati dai funghi." Ringraziarono gli ospiti, dicendo loro che c'era una emergenza famigliare e partirono immediatamente. Quando arrivarono a casa, Hua entrò correndo. Mei era sdraiata sul divano della sala da pranzo.

"Dove sono i gemelli?"chiese la donna.

"A letto," disse Mei. Hua si precipitò nella camera dei bambini mentre Goh stava entrando della porta di ingresso. Appena entrata in camera, Hua vide i bambini accovacciati che si lamentavano nei loro letti.

Pang disse: "Mamma stiamo molto male. Facci stare meglio", Hua toccò la fronte di Nelson. Niente febbre.

Poi Nelson disse: "Mamma, ho difficoltà a respirare."

Lei si avvicinò al suo letto e vide che stava cercando di respirare assumendo la posizione fetale.

Giusto in quel momento, Goh entrò nella stanza. Hua gli urlò. "Chiama subito il 9.1.1.! Uno dei due ragazzi sta veramente male. Dobbiamo andare al Pronto Soccorso. Come sta la mamma? Ha gli stessi problemi?"

"Anche lei sta male," rispose Goh mentre chiamava il numero delle emergenze.

Nel giro di 10 minuti arrivarono i soccorsi. Il personale medico portò Mei ed i due bambini al Pronto Soccorso del General Hospital. Goh e Hua seguirono l'ambulanza con la loro auto. I pazienti furono immediatamente visitati nei loro letti. L'infermiera del Pronto Soccorso chiese ai genitori cosa era successo. Hua disse che la suocera, quel pomeriggio, aveva raccolto e cucinato dei funghi freschi e che sospettava fossero velenosi. L'infermiera informò il personale medico del Pronto Soccorso. Si trattava chiaramente di un'intossicazione da funghi ed i pazienti furono ricoverati. Mei fu inviata al Reparto di Terapia Intensiva, mentre i gemelli furono ricoverati in quello pediatrico. Entrambi i ragazzi furono sedati ed intubati a causa dei loro problemi respiratori. A ciascun ragazzo furono somministrati per via endovenosa Ringer lattato, una soluzione elettrolitica e glucosio. Fu prelevato del sangue ed inviato al laboratorio clinico per il controllo degli elettroliti, dei gas sanguigni ed esami funzionali del fegato e dei reni.

Fu chiamato il Dr. Todd Goldman. Era un esperto epatologo, specializzato nella cura dell'avvelenamento da funghi. Negli anni, il Dr. Goldman aveva curato molti altri casi di intossicazione da funghi e aveva condotto delle ricerche cliniche sulle nuove terapie. Aveva appena finito di cenare con sua moglie in un ristorante; ironicamente, il loro piatto conteneva dei funghi trifolati. Quando ricevette la chiamata, il medico disse alla moglie che c'era un'emergenza in ospedale. Pagò il conto, chiamò un taxi per la moglie e corse all'ospedale. La donna era abituata a questa situazione, era il prezzo da pagare per essere la moglie di un medico. Il Dr. Goldman arrivò all'ospedale, mise il contrassegno "Medico del Dipartimento di Pronto Soccorso" sul cruscotto dell'auto e corse dentro. Andò prima nel Reparto Pediatrico di Terapia Intensiva sapendo che i ragazzi erano a maggior rischio di morte rispetto agli adulti. I genitori erano nella sala d'attesa, ovviamente molto preoccupati.

Il Dr. Goldman si disinfettò le mani col sapone del dispenser appoggiato alla parete vicino alla porta del Reparto Pediatrico di Terapia Intensiva e visitò accuratamente i ragazzi. Poi andò dalla nonna. Infine raggiunse i genitori nella sala d'attesa. "Avete dei funghi ancora disponibili a casa?", chiese loro. "Se li identifichiamo, questa informazione potrebbe modificare e migliorare la nostra strategia terapeutica."

Goh disse a sua moglie: "Stai qui, vado a casa per vedere cosa riesco a trovare." Hua era d'accordo. Lei non era in condizione di guidare da quanto era sconvolta. Goh guidò fino a casa e corse in cucina; sapeva che sua madre usava la padella per cucinare e non fu sorpreso quando trovò la cucina perfettamente in ordine. La padella ed i piatti erano puliti e posti sul portapiatti. Aprì il frigorifero per vedere se erano rimaste delle tagliatelle. Trovò solo degli spaghetti avanzati dalla cena della sera precedente. Guardò negli armadietti e nei piani di lavoro, senza sapere esattamente cosa cercare. Poi vide il cesto di vimini. C'erano ancora dei pezzi di funghi, anche se non erano interi. Prese il cesto, lo coprì con un panno e corse di nuovo all'ospedale.

Quando arrivò al Reparto, Hua chiese: "Cosa hai trovato a casa?"

Goh le mostrò il contenitore e disse: "Non c'è molto. Non so se sarà sufficiente ad identificare il tipo di funghi che ha raccolto la mamma." La moglie gli disse che il medico stava visitando Mei e che avrebbe dovuto andare subito da lui. Quando arrivò, trovò il Dr. Goldman che la stava visitando. Goh gli mostrò i piccoli pezzi di funghi che erano rimasti nel cestino.

"Non molto su cui lavorare", osservò il medico. "Ma chiamerò il laboratorio della clinica per vedere se è possibile fare qualche cosa." E così il Dr. Goldman chiamò il direttore del laboratorio dell'ospedale.

Avevo lavorato già altre volte con il Dr. Goldman su casi di avvelenamento da funghi. In previsione di possibili casi di avvelenamento e su consiglio del Dr. Goldman, avevamo sviluppato una procedura di esame della tossina dei funghi denominata "Test Meixner". La maggior parte degli avvelenamenti sono causati dal consumo del fungo Amanita falloide. Il Meixner Test prevede che si triturino i funghi e poi si faccia cadere una goccia sulla carta di un comune giornale. Infatti, la carta di quotidiani e degli elenchi telefonici contiene la lignina, parte integrante delle pareti delle cellule vegetali, tra cui la pasta di legno. In presenza della tossina dell'Amanita, una goccia posta sul giornale produce una reazione di colore blu tra lignina e alfa-amatossina. Presi i pezzi dei funghi portati da Goh ed effettuai il test: era positivo per l'amatossina. La nonna inavvertitamente aveva avvelenato se stessa ed i due nipoti. Chiamai il Dr. Goldman e gli dissi che effettivamente il fungo velenoso in questione era l'Amanite falloide.

Nel frattempo, i bambini e la nonna peggioravano sempre di più e non era una sorpresa alla luce dei risultati degli esami sulla funzione epatica appena arrivati dal mio laboratorio. Il Dr. Goldman ed i due genitori si riunirono per discutere sulle cure del caso. "Abbiamo la conferma che hanno mangiato dei funghi velenosi."

"Cosa potrebbe accadere?", chiese Goh "Mia madre ha raccolto funghi per anni a Taiwan. Lei sa quali sono velenosi e quali no."

"A Taiwan," disse il Dr. Goldman, "c'è una specie di fungo chiamato Volvariella volvacea. E' consumato comunemente nelle zone ad Est ed a Sudest dell'Asia. Non è velenosa, ma è molto simile all'Amanita..."

"Non pensiamoci, non ha importanza come è successo", Hua interruppe la discussione. Goh non l'aveva mai vista così decisa. "Come stanno i ragazzi ora?"

"I ragazzi e la nonna stanno manifestando i segni iniziali dell' insufficienza epatica", spiegò il medico. "Le transaminasi stanno crescendo. Se questo danno esita in una completa insufficienza epatica, la sola cosa da fare è un trapianto immediato. Questa opzione però è soggetta alla disponibilità di un donatore. Ci sono più persone che hanno bisogno di un fegato che fegati disponibili."

Hua cominciò a piangere.

"C'è un'altra speranza," continuò il medico. "In Europa, l'avvelenamento da funghi è molto più frequente che qui. Hanno sperimentato una terapia che utilizza il cardo mariano, ed ha avuto i primi successi. Il cardo mariano è una pianta mediterranea. Il nome deriva dal fatto che la pianta contiene una linfa lattiginosa e le foglie hanno delle macchie bianche. E' un rimedio naturale per l'insufficienza epatica. La sostanza attiva è la Silimarina. Agisce sull'avvelenamento da funghi accelerando l'eliminazione dell'Amatossina attraverso la circolazione della bile. Ma funziona solo se viene somministrata prima che le lesioni epatiche siano troppo gravi. Non c'è nulla di esoterico a riguardo delle proprietà curative della Silimarina", rimarcò il Dr. Goldman.

"Dottore, cosa significa questa possibilità per la nostra famiglia?", chiese Goh con voce disperata ed un po' impaziente.

Il Dr. Goldman continuò "Sfortunatamente questo antidoto, non è stato approvato negli U.S.A., ma ieri sera ho chiamato l'Agenzia per gli Alimenti e i Farmaci per avere il permesso di farmi inviare un po' di cardo mariano dalla loro scorta di Farmaci Sperimentali di Emergenza. All'inizio erano riluttanti, sostenevano che i dati non erano ancora stati dimostrati. Io invece ho analizzato i dati, e credo che manchi solo la conferma statistica. Penso che l'unico problema sia che non hanno raccolto un numero abbastanza elevato di pazienti a cui sia stato somministrato questo farmaco. Così li ho supplicati dicendo che le vite di due piccoli bambini e della loro nonna erano nelle loro mani. Mi è stato dato il permesso."

I genitori fecero un cenno di assenso con la testa dopo aver ascoltato queste ultime frasi di speranza.

Il medico continuò "Ma poi dovevo trovare qualcuno che sia disposto ad inviarmi la quantità necessaria di questo medicinale. Fortunatamente, conosco un farmacista in Italia. Stava dormendo, ma si è subito alzato ed è corso in ospedale. Il medicinale è ora in un volo Alitalia da Roma, e sarà qui domani mattina. Possiamo solo sperare che vada tutto bene.

Il giorno successivo, il corriere arrivò dall'aeroporto con il suo carico prezioso. Uno degli specializzandi era in attesa nella sala bagagli per il ritiro. Entrò di corsa nel Reparto di Terapia Intensiva Pediatrica dove il Dr. Goldman lo stava aspettando. Quando aprì il pacco, vide che c'erano solo 12 fiale invece delle 18 che aspettava. "Oh no," esclamò il suo specializzando. "Abbiamo bisogno di sei fiale per ogni paziente. Ne abbiamo soltanto per due di loro. Se proviamo a somministrare la quantità disponibile a tutti e tre, potrebbe non essere efficace per nessuno dei tre"

Venne organizzata una riunione con la famiglia. Il Dr. Goldman contattò altri colleghi che gli inviarono dell'altro cardo mariano, ma ci volevano altre dodici ore perché arrivasse e dovevano decidere subito a chi somministrare le dosi iniziali.

"In questo momento Nelson è il più grave. Dobbiamo fare qualcosa immediatamente," disse il Dr. Goldman senza esitazioni. "Propongo di somministrare l'altra dose a Pang poiché i bambini sono più sensibili al veleno della Amatossina. Ma dovet autorizzarmi a procedere"

Nella mente di Hua non esistevano dubbi su chi fosse il secondo paziente da curare: "E' stato un suo errore se ora loro sono qui!" urlò a Goh. "Te l'avevo detto che non ero d'accordo che lei preparasse questi funghi, ma mi hai detto che tutto era a posto. Se uno di loro muore, non ti perdonerò mai!". Corse fuori con le lacrime che le scendevano sulle guance.

Goh dovette prendere la decisione più difficile della sua vita. Come poteva scegliere fra sua madre e i figli? Il medico si sedette con Goh e Hua tornò nella sala d'attesa. Il Dr. Goldman disse all'uomo che il veleno dei funghi era più pericoloso per i bambini che per gli adulti. Goh chiamò suo fratello a Taiwan per chiedergli consiglio. Lo aveva sempre tenuto aggiornato sulla situazione. Tad gli disse che sarebbe stato d'accordo su qualsiasi decisione avrebbero preso. Mentre sperava che sua madre potesse sopravvivere, non voleva che questo andasse a scapito di uno dei due nipoti. Così decisero che era necessario curare i due bambini con il cardo mariano, nella speranza che un fegato diventasse disponibile per il trapianto della madre, oppure che potesse sopravvivere fino all'arrivo dell' altra spedizione.

I due ragazzi iniziarono a stare meglio, una volta somministrata la cura. Non ebbero bisogno del trapianto e poterono tornare a casa dopo due settimane di ricovero. La seconda spedizione di cardo arrivò il giorno successivo, ma ormai, le lesioni al fegato di Mei erano troppo gravi. Inoltre non si riuscì a trovare nessun fegato disponibile per il trapianto. Sopravvisse ancora qualche giorno e poi morì. Goh si sentì tremendamente in colpa per la decisione che avevano dovuto prendere.

Goh dispose che il corpo della madre fosse inviato a Taiwan e sepolto vicino al marito. Lui e la sua famiglia furono presenti al funerale. Vennero anche molti amici di Mei. Tad preparò una grande foto con le immagini di sua madre e suo padre che venne esibita durante la cerimonia funebre. Uno dopo l'altro, i presenti andarono a portare i loro doni funebri, lasciando solo Tad, Goh e le loro famiglie. I gemelli furono gli ultimi ad avvicinarsi alla bara della nonna. Si fermarono di fronte ad essa, si chinarono tre volte e posero delicatamente una rosa ciascuno.

*

Nel 2010, secondo il Centro di Controllo per gli Avvelenamenti

Californiano, in California su 358 persone avvelenate dai funghi, una è morta e altre 16 sono dovute ricorrere alla terapia intensiva. Cinque di questi sono dovuti ricorrere al trapianto di fegato. L'utilizzo del cardo mariano ancora non è stato accettato dall'Agenzia per gli Alimenti e i Farmaci per gli U.S.A. per prevenire l'insufficienza epatica causata dall'avvelenamento dell'Amatossina dei funghi. Un'industria farmaceutica ha però iniziato una sperimentazione clinica che consentirà l'accesso a questo antidoto per i pazienti avvelenati.

Questa sperimentazione sul cardo mariano non avviene mediante uno studio randomizzato rispetto al placebo, in modo che tutti quelli che hanno più di due anni potranno potenzialmente beneficiarne. Nonostante ciò, la valutazione dell'efficacia terapeutica del cardo mariano rimane ancora da chiarire. Mentre fu troppo tardi per Mei-Tse Chang, potrebbe essere un'alternativa salvavita rispetto al trapianto di fegato e potrebbe salvare delle vite ai futuri pazienti avvelenati dai funghi.

Gonfiato!

Durante gli anni del liceo, tutti gli amici di Jimmy Smith sostenevano che fosse un fanatico della palestra, sempre in attività. Tutto cominciò alle elementari, quando fu preso di mira dai ragazzi più grandi del quartiere. Quando tornò a casa, dopo l'ennesimo episodio di bullismo, suo padre, Jerome, veterano in pensione del Corpo dei Marines Afroamericani degli Stati Uniti, gli disse: "Devi resistere, ragazzo. Io non voglio un fifone a casa mia!" Sua madre, che era Caucasica, voleva proteggere il suo unico figlio, ma Jerome le disse di non immischiarsi. "Tutto ciò lo renderà più forte".

Vedendo che non avrebbe ottenuto alcun aiuto dai suoi genitori, Jimmy decise molto presto di prendere in mano la situazione ed iniziò a diventare un fanatico della forma fisica. Quando compì 14 anni, comprò un paio di manubri e, a casa, iniziò a rinforzare le braccia con l'esercizio "curl" per i bicipiti. Era un ragazzo magro e non voleva che gli altri ragazzi lo vedessero mentre si allenava. All'inizio, Jimmy non pensava che gli sarebbe piaciuto allenarsi ed infatti all'inizio fu così. La prima settimana i muscoli erano doloranti e riusciva appena a sollevare le braccia sopra la testa. Anche dopo due settimane, non osservò nessun aumento dei suoi bicipiti, così stava per rinunciare. Ma c'era una ragazza della scuola che gli piaceva e questo lo motivò a continuare. Dopo due mesi, sentì che finalmente il duro allenamento **iniziava** a dare dei risultati: aveva più energia, era cresciuto di qualche chilogrammo e, lentamente,   anche il suo corpo iniziò a irrobustirsi. Con una fiducia sempre crescente, cominciò ad allenarsi nella sala pesi del liceo. Lì trovò altri ragazzi che si allenavano regolarmente. Alcuni di loro erano più anziani e lo aiutarono insegnandogli ad utilizzare gli attrezzi, richiamandolo quando si allenava senza pesi e incoraggiandolo ad insistere con quelli più pesanti.

Durante uno di questi allenamenti, un amico che faceva sollevamento pesi, gli parlò degli integratori dietetici. "Ragazzo, se vuoi veramente mettere su muscoli, dovresti provare questa roba" gli disse. Jimmy andò al negozio per comprare prodotti che contenevano creatina, glutammina, amminoacidi a catena ramificata e proteine. Trovò e comprò su internet, senza dirlo ai suoi genitori, anche degli steroidi anabolizzanti. Ma poco dopo aver iniziato ad assumerli, sviluppò un'acne grave sul viso e sul dorso. I suoi genitori pensarono che fosse dovuto al fatto che stava attraversando il periodo della pubertà. Jimmy scoprì che gli steroidi anabolizzanti potevano produrre, come effetti collaterali, dei foruncoli, così smise di assumerli per un anno.

In 18 mesi, i muscoli di Jimmy crebbero di oltre 11 chilogrammi e nessuno a scuola lo prese più di mira. Divenne uno dei ragazzi più forti. I suoi genitori notarono un cambiamento nel suo comportamento. Il ragazzo disse loro che una volta finito il liceo si sarebbe arruolato nel Corpo dei Marines. Sua madre sperava che avrebbe scelto di andare all'università, ma suo padre fu orgoglioso che il figlio avesse scelto di seguire le sue orme. Al suo diciottesimo compleanno, Jimmy si fece fare un tatuaggio in caratteri cinesi su entrambi i suoi larghi bicipiti. I simboli tatuati sul lato destro significavano "Gonfiato", quelli sul bicipite sinistro significavano "Io pure". Quello che Jimmy non sapeva, era che nella traduzione c'era un errore. I caratteri Cinesi sulle sue braccia in realtà significavano, "molto pompato." La maggior parte della gente ignorava il vero significato e nessuno gli svelò mai cosa ci fosse scritto veramente.

Dopo che Jimmy si diplomò, si arruolò nel Corpo dei Marines al Centro di Addestramento Reclute di San Diego. Per le successive 13 settimane fu sottoposto ad addestramento sia psichico che fisico. Per la maggior parte delle reclute l'addestramento fisico fu il più difficile, dato che dovettero superare diecimila marce, tremila corse, tantissimi esercizi a corpo libero, compresi addominali e trazioni alla sbarra. Il ragazzo non ebbe problemi con questi esercizi, ma fece molta fatica con i compiti in classe. Con l'aiuto delle altre reclute, superò l'addestramento di base e fu assegnato ad una portaerei dislocata a San Diego. Dopo sei mesi andò in Medio Oriente in supporto alle truppe in Iraq nel Corpo della fanteria.

Nel frattempo continuò ad allenarsi vigorosamente, come sua abitudine, e ad assumere gli integratori alimentari. Altri marines e marinai gli dissero che c'erano dei nuovi prodotti chiamati "Oxy Jack" disponibili nel negozio "Excange" nella Base dell'Aeronautica Militare. L'Oxy Jack contiene Caffeina ed uno stimolante come l'Amfetamina. Poiché tutto il personale delle forze armate era sottoposto trimestralmente allo screening tossicologico urinario, Jimmy era preoccupato che l'uso di Oxy Jack avrebbe potuto dare un risultato positivo per le Amfetamine, ma i suoi commilitoni gli dissero che avevano già assunto questi integratori per molti mesi e che non erano mai stati trovati positivi all'esame tossicologico. Jimmy cominciò a prendere l'Oxy Jack poco prima di andare a fare allenamento nella sala di sollevamento pesi della nave e scoprì che l'integratore gli dava maggiori energie, consentendogli di allenarsi con più intensità e per un periodo più lungo. Presto poté sollevare pesi sempre maggiori rispetto a quelli che alzava da civile.

Un giorno cominciò a sentire un dolore al petto che proveniva dallo sterno e si irradiava fino alle braccia. Era l'alba di un sabato mattina. La sua nave era attraccata nel porto del Kuwait e la maggior parte degli altri marinai e marines stavano ancora dormendo perché erano rientrati tardi dalla libera uscita del venerdì notte. Un marinaio, che si stava allenando nella palestra, sentì Jimmy lamentarsi sotto la panca. Lui cercò di alzarsi, ma poi cadde a faccia in giù sul tappeto della palestra: le palpebre erano aperte, ma i suoi occhi erano rivolti verso l'alto. Il marinaio corse ad aiutare Jimmy, ma si rese subito conto che aveva bisogno urgente di un medico, e corse al telefono a chiamare il medico della nave, ma ricevette solo una risposta da una voce registrata. Si precipitò fuori dalla palestra e andò in infermeria. Ci vollero 10 minuti prima che il medico arrivasse, quando ormai Jimmy non aveva più battito cardiaco e non respirava. Gli fu fatta la rianimazione cardiopolmonare, compresa la respirazione bocca a bocca ed il massaggio cardiaco. Fu preso il defibrillatore dalla parete della palestra e fu applicato per tre volte uno shock elettrico a 330 volts nel tentativo di far ripartire il cuore. Non ci fu niente da fare, e Jimmy Smith fu dichiarato morto; aveva solo vent'anni.

Il corpo di Jimmy fu inviato alla camera mortuaria della nave. Ci fu un'indagine approfondita sulle cause della morte. Dove era stato la notte prima? Che cosa aveva mangiato o bevuto? Con chi aveva passato il tempo durante la libera uscita? Anche se gli investigatori potevano constatare che era in eccellenti condizioni fisiche, forse poteva esistere una qualche malformazione vascolare congenita che, in seguito ad un eccessivo esercizio fisico, aveva causato il decesso. Quando la salma fu riportata negli U.S.A., fu eseguita un'autopsia dal medico legale delle Forze Armate. L'esame fisico esterno mostrò un maschio ben sviluppato e ben nutrito senza alcuna evidenza di lesioni fisiche. C'era un segno sulla fronte dove aveva battuto la testa quando cadde, ma non c'erano contusioni o ecchimosi che indicassero che il sangue avesse smesso di circolare prima di sbattere la testa. Non c'erano segni di aghi o tracce di iniezioni sulle braccia o sulle gambe. Non c'erano anomalie strutturali o anatomiche. Tutti i suoi organi apparivano normali ad eccezione del cuore. C'era un'occlusione dell'80% nella sua arteria circonflessa, una delle arterie che trasportano sangue al cuore. Le arterie coronarie non erano occluse, ma presentavano lieve aterosclerosi. Venne eseguito uno screening tossicologico sul sangue e sulle urine postmortem. L'esame eseguito dal laboratorio di tossicologia diede un esito negativo per tutte le droghe. Il Medico Legale concluse che Jimmy era morto per un arresto cardiaco causato da un infarto.

*

Jerome Smith, che non era convinto che suo figlio così giovane fosse morto per un arresto cardiaco, chiamò il Centro Veleni della California per l'eccellente reputazione e per il fatto che studiava gli effetti tossici degli integratori. Io ero il tossicologo analitico del consiglio medico del Centro Veleni e fu chiesto al mio laboratorio di condurre un esame più approfondito sui liquidi corporei postmortem di Jimmy. Sembrava che Jerome fosse più arrabbiato che triste per la morte del figlio. Percepivo che ciò era dovuto al fatto che la morte era avvenuta in una situazione non di combattimento e che quindi, ai suoi occhi, era stata solo una morte come tante altre. La madre invece era distrutta dal dolore.

Chiesi di poter leggere le documentazioni cliniche di Jimmy prima della sua morte per capire se presentava dei fattori di rischio cardiovascolari. Al suo ultimo esame fisico, il colesterolo totale risultava 155 mg/dL, il colesterolo LDL era di 92 mg/dL, e quello HDL di 65 mg/dL. La sua pressione sanguinea era 116/82 mmHg , il che dimostrava che tutto era nella norma. Aveva anche una proteina C-reattiva normale. Jimmy non era in sovrappeso, faceva molto esercizio fisico e non aveva precedenti di diabete o di pressione alta; però fumava. Chiesi anche a Jerome se qualcuno della sua famiglia fosse morto prematuramente a causa di arresto cardiaco, che per gli uomini significava prima dei 55 anni. Mi disse di no e che, in effetti, entrambi i nonni di Jimmy erano vissuti fino a 80 anni e quasi sempre in buona salute. Dopo queste informazioni, entrai nel sito web del Programma Nazionale di Educazione sul Colesterolo e inserii i dati di Jimmy. Il suo punteggio di rischio nei 10 anni era estremamente basso: meno dell'1%. Qualcosa al di fuori dei fattori di rischio tradizionali doveva aver causato l'infarto.

A questo punto, decisi di eseguire un' indagine su una eventuale droga che poteva aver causato l'infarto. Dei campioni di sangue postmortem furono inviati al laboratorio per essere analizzati. Approfittai di questa opportunità per discutere il caso di morte prematura con i miei studenti di medicina.

"In genere gli attacchi cardiaci sono causati dalla rottura di una placca all'interno di un'arteria coronaria," spiegai. "Questa lesione della placca produce la formazione di un coagulo di sangue che blocca il flusso sanguigno al cuore, ma siccome nei giovani non si formano in tempo delle placche importanti nelle arterie coronarie, l'infarto è causato da un vasospasmo, cioè un improvviso restringimento dei vasi sanguigni."

Alcune persone nascono con vasi sanguigni piccoli e perciò sono ad alto rischio. Il referto dell'autopsia aveva evidenziato che le arterie di Jimmy erano di grandezza normale e che non aveva una arteriosclerosi prematura. Dopo aver escluso le possibili cause, il passo successivo fu considerare l'assunzione di droghe, come cocaina o amfetamina, come causa più probabile del vasospasmo. Il Laboratorio Tossicologico delle Forze Armate però aveva rinvenuto solo una piccola quantità di caffeina, ma non tracce di cocaina o amfetamine nel sangue di Jimmy. "Cosi" dovremo ricercare più attentamente altri tipi di droghe che potrebbero essere state presenti, ma non individuate dagli esami di routine ."

Utilizzando lo spettrometro di massa, trovammo una droga che non era stata individuata dal Laboratorio Militare e che era presente nel sangue di Jimmy al momento della morte. Non disponevamo, però, di uno standard puro per confermarla, e quindi ci vollero alcuni giorni per ordinarlo ed analizzare il campione. Quando fummo sicuri di quello che avevamo trovato, contattai i famigliari per discutere i nostri risultati.

"Può dirci perché Jimmy è morto ?" fu la prima domanda.

"Dal rapporto dell'autopsia, sappiamo che ha avuto un blocco parziale dell'arteria circonflessa" dissi. "Ma questo da solo non può aver causato l'infarto. Però, abbiamo identificato una droga simile alle Amfetamine che potrebbe aver causato l'ostruzione di una delle arterie coronarie, riducendo il flusso del sangue al cuore, che gli ha causato dei danni permanenti."

"Ho avuto un infarto qualche anno fa, quando avevo 60 anni", disse Jerome. "Ma Jimmy era molto più giovane ed era in perfetta forma fisica, a differenza del sottoscritto. Che cosa c'è stato di diverso nel suo infarto per provocare la sua morte?".

"Dipende da quale parte del cuore è stata danneggiata dal vasospasmo", spiegai. "Le lesioni al centro regolatore possono interrompere i segnali elettrici che indicano al cuore quando deve battere. L'assenza di questi segnali causa l'infarto. Penso sia quello che è accaduto nel caso di vostro figlio. Se fosse stato presente un medico, avrebbe potuto far ripartire il cuore con l'elettroshock. Era stato utilizzato il defibrillatore che si trovava sulla parete della palestra, ma era ormai troppo tardi."

"Che tipo di droga avete trovato?", chiese sua madre. "Da dove viene e perché mio figlio la stava prendendo?"

"La droga si chiama Dimetilamilammina oppure DMAA. Viene aggiunta agli integratori per aumentare l'energia per il body-building. Questi integratori sono legali e vengono utilizzati da molti militari."

"Sapevo che Jimmy era ossessionato dall'aumento dei propri muscoli", disse Jerome.

"Alcuni amici di Jimmy ci hanno detto che assumeva qualcosa chiamato Oxy Jack, che noi sappiamo contenere la DMAA", continuai "Facendo delle ricerche su questo caso, abbiamo scoperto che altri militari hanno avuto dei collassi oppure sono morti proprio a causa di questo."

"Cosa possiamo fare per proteggere gli altri militari che assumono questa roba?", chiese Jerome.

"Credo che potrebbe essere molto importante inviare una

lettera, insieme alle famiglie delle altre vittime, per convincere le Forze Armate degli USA a togliere questi prodotti dai loro spacci" dissi. "I militari potrebbero anche emettere un avvertimento al personale in servizio che è ignaro dei rischi. Io invierò un report sul DMAA all'Agenzia per gli Alimenti e i Farmaci (FDA). Anni fa, alcuni ricercatori del mio gruppo fecero una petizione alla FDA per far togliere dal commercio l'Efedrina, che è un'altra ammina simile alla DMAA. Dovreste ricordarvi di Steve Bechler, un lanciatore di baseball del Baltimora Orioles, che morì dopo aver ingerito tre pillole di Efedrina. Nel giro di un anno la FDA vietò questa droga. Forse la morte di vostro figlio potrà aiutare altra gente a non subire lo stesso destino."

Jerome e sua moglie si sentirono meglio sapendo che forse la morte di Jimmy sarebbe servita a qualcosa.

*

Non fu necessaria la stesura e l'invio del rapporto al Ministero della Difesa, perché, alla fine del 2011, il Ministero stesso, come precauzione, vietò la vendita dei prodotti contenenti DMAA nei loro spacci. L'Agenzia Antidoping Americana ha anche vietato i prodotti contenenti la DMAA, nonostante sia ancora legale. Degli studi sperimentali hanno verificato che la DMAA non è tossica se presa a piccole dose. Naturalmente, come con tutti i prodotti chimici, l'assunzione eccessiva può portare a problemi di salute gravi. Inoltre, ci possono essere individui come Jimmy che hanno già una predisposizione genetica per effetti collaterali gravi in seguito all'assunzione di alcune sostanze chimiche. In seguito all'eliminazione dagli scaffali della DMAA da parte del Ministero della Difesa, nel 2012 è stata depositata una class action presso un tribunale degli Stati Uniti, contro un produttore di integratori per pubblicità falsa e fuorviante. Mentre la DMAA è stata proibita, ci sono ancora molte altre sostanze con struttura chimica simile all'Efedrina che probabilmente saranno messe in circolazione, sperando che non determinino il risultato tragico che si è verificato nel caso di Jimmy Smith.

Epilogo

Un uomo nella sua vita può incontrare migliaia di persone. Gli incontri casuali possono aumentare questi numeri di dieci volte o più. L'influenza delle persone sul singolo individuo è molto più difficile da valutare. Un genitore imprime l'impronta genetica e crea un ambiente che può portare alla crescita o alla distruzione di un ragazzo. Un insegnante stimola un'intera generazione a pensare e creare. Un predicatore permette la riflessione interiore e la spiritualità. Un venditore fornisce ciò che è necessario per vivere. Uno scrittore alimenta l'immaginazione. Un allenatore insegna a migliorare il corpo. Un procuratore cerca la verità e la giustizia. Un legislatore permette alla civiltà di evolversi. Un poliziotto aiuta ad assicurare una vita civile. Uno scienziato scopre nuove vie per il progresso ed il benessere dell'uomo. Un medico guarisce dalle malattie e influisce sul destino del singolo paziente.

A differenza delle persone che eseguono questi lavori, il contributo dei laboratori clinici avviene "dietro le quinte". I nostri nomi e le nostre facce sono sconosciuti. Una gran parte di noi non cerca fama o credito per quello che fa, e sappiamo che niente è scontato. Ai pazienti che mi chiedono cosa faccio per vivere rispondo: "Sono un chimico clinico" e questa affermazione, di solito, richiede poi una lunga spiegazione. La risposta alternativa è "uh?", il che comporta un cortese cambiamento del soggetto della discussione o la fine della conversazione.

Tuttavia, quando arriva il momento di prendere una decisione clinica sulla diagnosi, sulla terapia, sul ricovero o la dimissione di un paziente, i nostri colleghi medici sanno quanto siamo importanti. Come le altre professioni sopra elencate, il nostro lavoro influenza silenziosamente la vita di molte persone. E questo, per noi, è molto gratificante.

Forniamo risposte anche sulle terapie e sui farmaci somministrati e assunti dai pazienti. Possiamo dirvi se state prendendo troppi farmaci oppure troppo pochi. Possiamo scoprire di quale droga avete abusato o se ne siete stati esposti e quando l'avete assunta, anche se non lo sapete o non volete ammetterlo. Per le terapie, possiamo dirvi se i farmaci prescritti stanno facendo effetto o no. Ma più di tutto, possiamo dirvi se quello che avete assunto è pericoloso o meno.

Spero che la lettura di questi casi sia risultata interessante. Questa è la Tossicologia! Perché quello che non conosci ti può uccidere.

BIOGRAFIA

****

Alan H.B. Wu è nato a Doylestown in Pennsylvania e ha vissuto il suo primo anno in una fattoria nel New Jersey. A metà degli anni 50 si trasferì con la famiglia, prima a Chicago e poi a Morton Grove in Illinois. Frequentò la Niles West High School a Skokie. Dopo il diploma entrò nella Purdue University a West Lafayette in Indiana, e si laureò in Chimica e Biologia. Visti i suoi interessi nella Chimica Clinica, il suo tutor Prof. Harry Pardue, che è stato uno dei primi chimici analitici ad insegnare Chimica Clinica, gli suggerì di iscriversi all' Università dell'Illinois a Champaign-Urbana. Qui ricevette il dottorato di ricerca in Chimica Analitica da Howard Malmstadt, pioniere dell'automazione per la Chimica Clinica. Larry Faulkner, ex presidente dell'Università del Texas a Austin, faceva parte della sua commissione di tesi. Nel 1980, fu arruolato nel programma di post dottorato nel campo della Chimica Clinica all'Harford Hospital. I suoi mentori furono il Dr. George Bowers e il Dr. Robert McComb, rinomati per i loro studi sugli enzimi epatici e sui test del calcio, il Dr. Robert Burnett, esperto di emogasanalisi, e il Dr. Robert Moore che ha dedicato la propria carriera tra la chimica analitica e l'endocrinologia. Nel 1982 il Dr. Wu diventò Assistente alla Cattedra di Patologia e Medicina di Laboratorio al Centro Health Science dell'Università del Texas a Houston, e Direttore Associato di Chimica Clinica all'Hermann Hospital. Qui vi trascorse 10 anni, in seguito tornò all'Harford Hospital dove diventò Direttore del Laboratorio di Chimica Clinica, Professore di Medicina di Laboratorio a Farmintong, Università del Connecticut, e Professore di Patobiologia e Chimica a Storrs, Università del Connecticut. Si trasferì nel 2004 per diventare Professore di Medicina di Laboratorio all'Università della California a San Francisco, e Direttore di Chimica Clinica,

Tossicologia e Farmacogenomica al San Francisco General Hospital. Attualmente è un membro del Medical Advisory Board del Centro dei Controlli dei Veleni della California. Il Dr. Wu ha quattro figli e vive con la moglie a Palo Alto in California.